中医古籍

情感隐喻的认知研究

李孝英◎著

U0384374

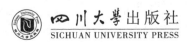

四川大学出版社

SICHUAN UNIVERSITY PRESS

项目策划：黄蕴婷
责任编辑：黄蕴婷　吕梦茜
责任校对：毛张琳
封面设计：墨创文化
责任印制：王　炜

图书在版编目（CIP）数据

中医古籍中情感隐喻的认知研究 / 李孝英著．— 成
都：四川大学出版社，2021.11
　ISBN 978-7-5690-5165-0

　Ⅰ．①中… Ⅱ．①李… Ⅲ．①中国医药学－古籍－语
言学－研究 Ⅳ．① R2-52

中国版本图书馆 CIP 数据核字（2021）第 233617 号

书名	中医古籍中情感隐喻的认知研究

著　　者	李孝英
出　　版	四川大学出版社
地　　址	成都市一环路南一段 24 号（610065）
发　　行	四川大学出版社
书　　号	ISBN 978-7-5690-5165-0
印前制作	四川胜翔数码印务设计有限公司
印　　刷	成都金龙印务有限责任公司
成品尺寸	170mm×240mm
印　　张	11.5
字　　数	219 千字
版　　次	2021 年 12 月第 1 版
印　　次	2021 年 12 月第 1 次印刷
定　　价	52.00 元

◆ 读者邮购本书，请与本社发行科联系。
　电话：(028)85408408/(028)85401670/
　(028)86408023　邮政编码：610065
◆ 本社图书如有印装质量问题，请寄回出版社调换。
◆ 网址：http://press.scu.edu.cn

四川大学出版社
微信公众号

序

　　语言与思维的关系是个历久弥新的话题。无论是人文社会科学还是自然科学都密切关注这一论题，涉及语言学、哲学、心理学、教育学、文化人类学、神经生物学、脑科学、生理学、医学等众多领域（殷平善，庞杰 2011）。

　　肇始于 20 世纪 70 年代末 80 年代初的认知语言学经过 40 多年的发展，在国内外语言学者的共同努力下，已经取得了丰硕的成果。近些年来，具有外语背景的学者也开始将目光投向汉语，试图通过语料对比或者汉语语料驱动的研究方法来验证、修正国外学者的理论构想，提出自己的语言理论假设，或者力图寻求认知语言学研究视角与其他语言学视角结合的可能性，来描述和解释汉语的语言事实（王文斌，毛智慧 2011）。用汉语作为语料来验证和修正国外学者理论，并提出自己的语言理论设想，这是国内认知语言学发展的良好势头，"运用认知语言学解释或解决汉语的实际问题，还有很大空间，值得进一步深入探索"（吴为善 2011：22）。认知语言学自兴起以来，就把自己置于认知科学这一大学科领域中，与心理学、哲学、人类学、神经科学以及计算机科学等结下了不解之缘，并逐渐成为一门"显学"（文旭 2014）。当前的认知研究缺乏跨文化和跨语言视角，又由于方法论稍显薄弱或有所限制而受到批判。认知语言学采取非客观主义的立场，充分考虑文化、语言特性及使用者的经验、背景，能够为对比研究、类型学研究、跨文化研究提供独特的视角（王文斌，毛智慧 2011：XVⅢ）。由此，认知语言学和其他学科交叉研究成了必然。本书试图运用认知语言学的重要理论来解释中国古代医学典籍里有关情志的语言现象，着眼于解决医学古汉语实际问题，同时也彰显认知语言学的跨学科特色。

　　中医学和认知语言学都倚重经验，前者的原理与方法完全符合后者提出的核心哲学观念：体验。认知语言学从心智的体验出发去研究人类的思维和语言，是对传统客观主义哲学和语言学理论的批判与超越，同时提出：三大原则——心智的体验性、认知的无意识性和思维的隐喻性；重要观点——人类认知是基于对自身和空间的理解；结论——语言是认知的结果，即现实—认知—语言（王寅 2010：46）。中医多从宏观着眼来认识人体的结构功能、生理病理变化，所以中医概念的形成、资料的获取、诊断的依据多据主观感觉得来。"用身体体验"是中医形成的基础，很多中医现象正是"心智体验性"的生动例证，其中针灸推拿与"四诊合参"尤为突出。不在实验室做实验，而直接从对自然、人体、天文、地理的体验出发，并不意味着不科学。按照认知科学里的进化认识观推论可知，人类推理属于动物推理的一种，与我们的身体尤其是大脑结构紧密相关，人的身体与环境的相互作用是日常思维的无意识基础。因此，从认知视角研究中医文本语言并在此基础上去理解中医典籍里的"取象比类"思想，既是帮助学习者解读言简意丰、深奥难懂、多用隐喻的中医典籍的一条好途径，又是对认知语言学研究视野的拓展，更是验证西方隐喻理论是否适合中国古典文本的好切口。

情感是人类经历中最核心、最普遍的体验之一。由于认知可以影响情感并被情感影响，所以虽然人类情感的研究是我们探索人类认知的基本要素之一，但如果不参考情感语言，对情感和情感概念的研究仍是不可能完整的（Yu 1998：49）。Wierzbicka（1995：18）指出，"当某些现实还处于黑暗时，语言是照亮现实的一盏明灯，没有研究那盏明灯以及它对我们现实产生的影响，我们就不能研究现实"，这表明了语言研究的重要性。因此，要研究涉及情感的现实就要研究情感语言。而医学经典中的情感语言正是医学上的情志特点、情志现实以及人们的情感思维方式的反映。本书是我博士毕业以来对中医经典中"情志"所涉及的情感概念探索的积累，经过相关研究，我对中医典籍里的语言产生了很大的兴趣，继而决定投身中医典籍的翻译研究。

本书是我从事中医典籍研究生涯的开始，存在很多不足，请同行专家们批评指正，我在未来将以更加严谨的态度进行中医典籍翻译研究。

目　录

1 中医古籍情感概念隐喻概述

中医古籍里充满了取象比类的语言现象。中医在阐释抽象的病机病理现象时采用取象比类法，这就是认知语言学所说的概念隐喻。中医有七情、五志，讲述人的情感与病机病理之间的关系。情感是人类最中心和最普遍的体验之一。人类的情感本质上是抽象的，在很大程度上需要借助情感概念隐喻得以表达。语言是照亮现实的一盏明灯，不研究这盏明灯以及它对现实产生的影响，我们就不能真正理解这个以隐喻为表达手段的意义世界。因此，研究中医古籍里的情感概念隐喻现象是我们理解、认知和翻译中医古籍里的情感语言表达、情感概念等的重要环节。

1.1 汉语情感概念隐喻研究

自 20 世纪 80 年代莱考夫推出隐喻研究的新范式以来，隐喻引起了众多学者的关注并成为很多领域的研究课题，比如哲学、语言学、逻辑学、心理学、医学、教育学、认知科学、人工智能等，尤其是在认知语言学研究领域，情感概念隐喻成为核心内容。国内语言学界对汉语情感概念隐喻的研究已经有了比较大的发展，为汉语情感概念隐喻理论的形成奠定了很好的基础，但大多数文献只是对不同语言的情感概念隐喻进行对比，虽然涉及核心情感"七情"，研究视野却局限于对现代汉语的情感概念的研究，较少以古代汉语为研究对象，这是目前国内语言学相关研究上的不足。国内语言学界对汉语情感概念隐喻的研究成果主要包括如下六大类型：

第一类，理论型，主要从理论方面阐述体验哲学基础、情感隐喻及其概念化理论。学者们认为对情感概念隐喻的研究要从实际体验出发，对情感概念隐喻的理解要依据相关语境和文化背景，不能脱离社会文化环境。

第二类，理论应用型，就是运用语言学理论，如概念整合理论、心理空间理论等解释情感概念隐喻，揭示人类情感认知的轨迹和过程，获得对新概念的认知。

第三类，基于人体学的研究，主要引入人体器官来解释隐喻。汉语中常用人体器官的变化来隐喻人们的情感，所以有"情感是内脏和五官的变化"的范畴化情感概念隐喻。

第四类，基于心理学的研究，认为情感是人类主要的心理活动之一，人类的认知与情感密切相关，人类对情感概念隐喻的认知具有相似性的原因在于人类的情感是在与自然和社会的交互过程中产生的，所以人们对某种情感的生理反应和行为反应大致相同，情感概念隐喻的认知因文化的差异而有差异。

第五类，基于物理学的研究，主要从物理力学角度解释情感概念隐喻的体验基础和生成机制，具有一定的科学性，较有说服力。

第六类，以古代医学情志为对象的研究，即把认知语言学与中医情志语言相结合，研究古代中医文本里的情感概念隐喻，有助于中医古籍翻译者对文本里的情感概念的认知理解和翻译。

本研究属于第六类。就目前研究成果而言，中医古籍里的情感概念主要有两大类：一类立足于中医理论，对中医情志进行研究；另一类是关于中医情感和思维的研究，从宏观方面研究中医的情志和思维，总体说来，国内语言学界从多角度、多范围对情感概念隐喻进行了研究，在理论和实际运用方面都取得了进展，为中医古籍里的情感概念隐喻研究奠定了理论和实践基础；中医学界对情志和情感思维的研究，则为中医古籍情感概念隐喻研究奠定了医理认知基础，同时为医学与语言学的跨学科研究以及中华医药古籍的传播搭建了桥梁。

汉语中的核心情感概念也就是中医所说的七情，即喜、怒、忧、思、悲、恐、惊。根据当前学术界四种中医翻译标准版本，七情对应的英语词汇分别为：joy, anger/rage, anxiety/melancholy, thought/pensiveness/worry, sorrow, fear, fright。不同语言的情感隐喻具有相同或类似的映射路径。情感概念隐喻研究的核心就是揭示这些概念所体现的隐喻路径。语言是情感概念的重要信息来源，情感及其概念表征不借助语言的指称就无法得到充分的解释，因此研究情感概念隐喻就是要研究涉及情感概念的语言。在大力倡导中医文化"走出去"的今天，研究情感概念语言对准确认知和翻译中医古籍里的情感表达非常重要。情志的产生以五脏精气作为物质基础，情志活动是各脏腑功能活动的表现。如果没有准确认知和理解中医古籍情感隐喻的认知作用，只进行简单的语言层面的翻译和传播，不但不能很好地传播中国文化，甚至会扭曲中国的文化形象。研究中医古籍里的情感概念隐喻的作用可归结为以下几点：

首先，语言学理论的建设和运用。探索古人的情感概念隐喻思维及其发展和变化、验证古人的情感思维状况是否符合情感概念隐喻理论，有助于汉语情感概念隐喻理论系统的形成、发展和补充，也是认知语言学理论跨学科、跨文化的实际运用。

其次，有利于中医文化的翻译和传播。情志致病和情志养生都是中医理论的重要内容，准确翻译和传播中医古籍里的情志理论是中医文化"走出去"的重要组成部分。中医古籍语言晦涩难懂，尤其情志理论里的情感概念抽象模糊，加之古代汉语的情感概念与现代汉语的情感概念在思维方式和意义构建等方面有差异，因此加强对中医古籍情感概念隐喻思维方式的研究是准确翻译中医古籍情志理论的前提，有助于中医文化的准确传播。

最后，有利于克服文化自卑并为中医在全世界"正名"。中医是中国优秀传统文化的代表，承载着中国文化的核心——道，是几千年来集体智慧的结晶。借助西方语言学概念中的情感概念隐喻，着眼于中医古籍情志理论研究，揭示人类思维方式的共同特点，这既是文化自信的表现，也是向世界展示中医文化独特魅力的机会。

1.2　中医概念隐喻研究

中医概念隐喻研究兴起于最近几年，研究内容大都是从认知视角研究中医里的概念隐喻现象。目前将认知语言学和中医结合作为研究对象的相关研究主要有两类。

一类属于中医研究范畴。从认知视角研究中医概念隐喻，构建和发展中医理论体系。这些研究相对宏观地考察了如《黄帝内经》《伤寒杂病论》《金匮要略》等中医经典文本里的概念隐喻现象。其中比较具有代表性的研究者有贾春华（2008，2009，2010，2011，2012，2013，2014）、殷平善（2011）、庞杰（2011）、谢菁（2012）、朴恩希（2012）、马子密（2013）、谷浩荣（2014）、林佑益（2014）、庄梅云（2015）、郭瑨（2015）等人。较早把西方认知语言学和中医理论研究相结合者当属贾春华，他将认知语言学与中医各方面相结合进行跨学科研究。贾春华（2009）认为认知语言学的隐喻思维就是中医的取象比类思维，隐喻是两域里不同相似物之间跨域映射的心理过程，也是一种心理联想认知过程。他还指出"隐喻本质蕴涵着深层次的认知内容，并生动地展现出相应的逻辑特征，它以一种独特的形态表达着隐含的分类逻辑真理，体现出分类逻辑本质性的动力学特征"（贾春华 2009）。总的说来，该研究注重从认知视角发现中医理论里的语言在中医理论体系建设方面的作用。与上述研究相类似，殷平善、庞杰（2011）从认知视角研究中医语言，主张关注中医就必须研究中医语言，研究中医语言的思维模式，指出"汉语言文字与中华民族的文化、科技等领域中体现出的思维方式是互为影响的，中医天人合一的整体观念与汉语言文字的整体性思维息息相关，体现了中华民族的人本精神"。他们从认知视角研究中医文本里的概念隐喻，探索中医语言的概念隐喻思维模式，但是未涉及情感概念隐喻思维。

从以上文献来看，中医学界还没有系统地研究中医理论里的情感隐喻。总体上讲，中医学者们主要立足于本土中医理论，同时引入西方认知语言学理论来帮助解读和深化中医理论，推动中医理论的国际化，为中医的发展拓宽了理论视野。

另一类研究属于语言学范畴。从认知视角研究中医里的语言现象，虽未涉及隐喻研究，但从语言学视角对中医古籍里的语言进行了系统研究。目前从语言学视角系统研究《黄帝内经》的文献较少。赵丽梅（2013）立足于本土文化，从认知语言学视角系统研究了《黄帝内经》中的一词多义现象，这无疑开拓了认知语言学研究的视野，用西方语言学理论研究汉语，尤其是古代医学文本语言，这是一种值得肯定的创新。贾冬梅、蓝纯（2013）主要从认知语言学视角研究中医概念隐喻，但尚未涉及中医情感隐喻。总体上，对外国语言学专业学者来讲，运用西方语言学理论研究中医古籍文本还有很大的空间。以上中医概念隐喻研究成果都没有涉及中医理论体系里的情感隐喻。概念隐喻是人们的常规思维模式，情感隐喻也不例外。抽象模糊的情感隐喻思维模式更需要人们的研究、探索和发现。在中华文化"走出去"的背景下，作为中华文化重要组成部分的中医，其理论体系里的情感隐喻现象有待系统研究，以便于人们更加准确地做出理解和解读。

1.3 《黄帝内经》情感概念的认知研究

通过梳理以"《黄帝内经》情感概念的认知研究"为主题的文献，笔者发现相关研究较少，而且已有文献内容主要关于中医情志和中医思维两大类。一类为涉及中医情志的研究，典型代表有韩晶杰（2005）、徐月英（2008）、杨巧芳（2009）、王慧娟（2015）等，大多数研究都从医学角度研究情感概念，没有涉及情感隐喻，研究者立足于中医及其理论研究，与研究主题"《黄帝内经》中的情感隐喻"密切相关，但视角和立足点各异。另一类是关于中医情感和思维的研究，比较典型的有韩晶杰（2005）、徐月英（2008）等。此类研究从医学的角度关注《黄帝内经》的情感和思维问题，但是大多数研究涉及的情感只与病理相关，并且基本都是从宏观方面对中医情志和思维进行研究，没有细化。从语言学视角来说，该类研究没有涉及语言学理论本身。

尽管国内有少数学者从语言学角度专门研究古代医学典籍，但是对中医古籍里的情感隐喻几乎没有系统研究。因此，研究中医古文本中的情感隐喻无疑是很有必要的，在一定程度上，该研究理论上是对语言学研究视野的纵深拓展，为中医理论的解读提供了一种新的视角和实践路径。中医经典用文言文书写，且年代久远，对中医学习者而言晦涩难懂，在一定程度上造成中医普及的困难，而认知语言学的研究有望探索出一条能更加贴切理解和解读中医的有效途径。

综上所述，国内从认知语言学视角研究中医的概念隐喻已经取得了一定的成果，视角和方法都有所创新，还值得继续深入，这些研究也是认知语言学研究视野的扩展，是认知语言学理论跨学科、跨文化的实际运用，对认知语言学的理论建设起到了一定的助推作用。并且，从认知视角切入，依据西方情感概念隐喻理论来分析解读中国本土文本，尤其是古典医学文本，本身也是认知语言学理论跨学科、跨文化的实际运用。尽管国内对情感概念隐喻有较为详尽的研究，但尚未系统涉及古典医学文本的情感概念隐喻，也没有从西方心理学理论和语言学理论整合的途径来分析情感隐喻。鉴于此，本书尝试性地整合心理学上的认知–情感系统理论和语言学上的心理空间理论以及概念整合理论，创建一个认知心理合成框架模型，对中医古籍中的核心情感隐喻进行系统分析，探索中国古人的情感思维方式，凸显人类共性认知基础上普遍存在的个体性差异。

2 中医古籍语言的主要特点

中医是一门成熟的科学，满足了三大条件：一是以正面经验为基础，并能重复和验证；二是陈述内容具有单一性，并有一致的规定性；三是经验资料经过严格、合理的综合。中医学是具有鲜明的学术传承性质的学科，历代古籍是中医学术的主体，也是后世发展的源头活水（朱玲，崔蒙 2009：585）。在"一带一路"倡议中国优秀传统文化"走出去"的今天，中医既作为中国优秀传统文化的代表之一，又作为中国具有传承性的成熟科学，其如何向世界正确传播并与世人分享，并在此基础上逐渐建立中医话语传播体系，是值得中医学界和外语翻译界高度重视的问题。研究和翻译晦涩难懂的中医古籍是当今中国文化"走出去"的重要任务之一。本章主要对中医古籍语言的特点，即中医语言的隐喻性（本书主要探讨情感隐喻）、思维的整体性（一元论）、思想的哲学性（主要指体验哲学性）以及本质的运动变化规律等进行概括性阐述。

2.1 语言的隐喻性

中医古籍里充满了取象比类语言现象，中医学里的取象比类就是语言学里的概念隐喻。中医"以象之谓"为基础，取象比类的思维方式贯穿整个思维过程（王宏利，刘庚祥 2004：510）。中医学里的取象比类思维也可称为形象思维。中医里的取象比类把质料不同但结构相似的事物联系起来，形成一个有系统的"同构体系"（汪烔 2006：73），与语言学里的概念隐喻把源域实物或现象的具体特征映射到目标域里的概念，从而形成新的"抽象概念"是一致的。因此，从语言学角度来讲，中医语言的最大修辞或思维特点是其隐喻性。

2.1.1 隐喻源域类型

中医取象比类的来源主要有六类，即自然现象、生活现象、军事现象、政治现象、建筑格局、五音声学。这表明中医里的概念隐喻的源域主要有六大类。自然现象类，如有关血液循环方面的概念隐喻，其源域来自自然界日月星辰等天体运行周而复始的现象,映射血液循环的运行规律;人与人之间的体质差别概念则以木材质地不同来隐喻,映射人有不同的体质。生活现象类,如诊脉理论里,常用日常生活实践中的秤锤、秤杆、圆规、曲尺,即"权衡规矩"映射人体在四季的脉象情形。军事现象类,中医理论是关于人体健康与疾病的理论,如何养生,如何治疗,相关表达中充满了军事语言,因为中医古籍语言来自当时人们的生活经验与实践,如敌对双方相互角逐、不分胜负时的情形,映射人体自身免疫与疾病之间博弈的状态,即"正邪相逐"隐喻。政治现象类,中医理论在阐述人体五脏六腑各大器官功能时,常以古代朝廷各官职功能映射人体五脏六腑各器官的生理功能,如:

〔例1〕心者,君主之官也,神明出焉;肺者,相傅之官,治节出焉;肝者,将军之官,谋虑出焉;胆者,中正之官,决断出焉;膻中者,臣使之官,喜乐出焉。(《素问·灵兰秘典论篇》)

建筑格局类,中医用古代庭院建筑格局映射人的面庞格局,如:

〔例2〕明堂者,鼻也,阙者,眉间也,庭者,颜也。(《灵枢·五色》)

五音声学类,中医理论里把金属发音的状况映射到有关人体发声系统的疾病里,如把外邪所致的暗哑称为"金实不鸣"。

2.1.2 情感概念的隐喻性

中医里有七情、五志,讲述人的情感与病机病理之间的关系。情感是人类普遍的体验之一。人类的情感本质上是抽象的,在很大程度上需要借助情感概念隐喻得以概念化和表达。抽象模糊的情感概念只有以人们的实际体验为源域,向目标域投射具体映射,才能实现情感概念的隐喻性。中医古籍中充满了概念隐喻性语言,也充满了具有情感色彩的情感隐喻性语言,尤其是中医情志理论。隐喻性是情感概念的基本属性,是使情感概念得以实现并为人们所理解的一种思维方式。

2.2 思维的整体性

整体是世界的本质特征,是结构和功能、时间和空间的统一(曹森,刘加强,等 2009:80)。整体性在古代被称为"一体"或"统体",也就是哲学概念中的一元论。中医是一门整体性的科学,以"天人合一"的整体观为基础。

中医理论体系的特色之一是"整体观"，即认为人体是一个有机整体，构成人体的各个组成部分在结构上是不可分割的，在功能上是相互协调、相互为用的，在病理上是相互影响的；中医也认识到人类生活在自然界中，人体的生理功能和病理变化必然受到自然界的影响（陈曦，潘桂娟 2008：515）。中医的整体性指的是中医思维的完整性、统一性和联系性。中医学以整体为指导思想，在功能上整体地论述人、人与自然以及人与社会的关系（曹森，刘加强，等 2009：80）。人的整体指人的全部特征以整体状态呈现。人与自然界是统一的整体状态，指人与万物都来自气，人是大自然的一部分。人可改造大自然，而大自然则为人类提供衣、食、住等生活资料，人与自然是紧密结合的统一体。人与人组成的人类社会也是一个有机整体。人与社会是统一的，人的生理、心理都会受到社会环境的影响，人的某些情志疾病来自社会环境的影响，比如过大的压力或过度悲伤会导致焦虑症。相反，轻松愉快的社会环境会使人感到轻松愉悦。这些都是人与社会相互统一的具体表现。

中医理论体系建立在三大整体统一观基础之上，同时也建立在人体自身微观的有机整体上。首先，人是精、气、神的统一体。精（性）指人体生命的依附，气指充养形神的人体生命活动的体现，神指主宰人体运动的意识。其次，人体局部与人体整体是统一的。人的整体由五脏六腑、四肢百骸、七窍、经络、情志等组成。人是在精神主导下的统一体，气是这一整体的具体表现，有形的实体物质都是气的凝聚的表现，无形的气则充斥体内外，人体的每一个局部都包含了人的整体特征（曹森，刘加强，等 2009：81）。最后，疾病与人体是一个整体。疾病的发生是整体性的部分损坏，治疗是为了修补整体，整合整体（曹森，刘加强，等 2009：81），即局部与整体的平衡关系被打破时，疾病就产生了，治疗就是为了弥合原有整体。整体性是中医理论与实践的根本性指导原则，是中医思维的基本出发点，是与其他医学理论的根本区别，也是中华民族独特的医学思维方式。

2.3 思想的哲学性

中医思想是一种生命哲学思想，根植于古代人们的亲身经历与体验认知，它将自然有机化、情感化和生命化。如果中西哲学概念并重，我们也可称中医哲学为体验哲学，即强调中医源于人们的经验和反复实践与观察，只不过体验哲学属西方哲学概念范畴。传统中医哲学可称为"道"学，天人合一主要阐述天道与人道（黄雅菊，朱佳 2007：1519）。天与人在本质上是一致的，因为天人都由统一的物质——"气"形成。人是万物之一，人为自然所生，必须适应、顺应自然变化之道，与自然之理冥合（黄雅菊，朱佳 2007：1519）。人只有遵循自然之道，才会健康长寿。

承载着中国人民与疾病作斗争的历史经验和理论知识的中医文化蕴含着丰富的哲学思想，主要表现在三大方面：遵循对立统一规律，遵循普遍联系的观点，遵循并运用本质与现象的相互关系。

五行学说用以解释自然界事物之间或人体各脏器之间相互依存、相互制约的关系，但中医五行学说不是将事物之间的联系局限在木、火、土、金、水五种要素之间，而是将五行与宇宙万物在空间和时间上紧密联系在一起（黄雅菊，朱佳 2007：1519）。阴阳学家以"阴阳"来说明事物的性质及发展规律，二者之间相互作用产生的"中和之气"是推动生命变化的根源，阴和阳之间存在对立统一的辩证关系，阴阳相互联系、对立、消长和转化，这是阴阳学说的基本内容（张洁 2016：47）。在中医理论中，阴阳对事物的两种对立属性作了限定，一方属阳，一方属阴，这种对立存在静态与动态之分，静态表示特定属性，即表与里、寒与热等，动态表示运动的状态，如浮与沉、盛与衰等（张洁 2016：47）。只有当阴阳保持动态平衡时，人体才会保持健康；反之，当阴阳失衡，人体就出现疾病症状。

中医理论体系遵循普遍联系的观点指的是中医理论体系的整体联系观，也就是中医的整体性。由于整体性是中医思维与西方医学思维的根本区别，本书把整体性单独列为一小节予以论述，此不赘述。

中医理论体系遵循并运用本质与现象的相互关系指的是本质与现象这对哲学范畴在中医理论体系里得到了深刻的体现和运用。在日常生活中，人们常说"西医治标，中医治本"。这句话表面看起来是区别中西医的治疗效果和特性，实际是对中医的赞扬：中医是解决人体的根本性问题的好方法。也可以理解为西医暂时解决现象问题，而中医是要解决被现象隐藏起来的本质问题。本质与现象是互相依存的，本质决定现象，现象表现本质，现象可以为人的感官所直接感知，而本质则需通过对现象的抽象思维去把握（张洁 2016：48）。中医是通过人体外在的表象去探究人体内在的本质活动以进行辨证论治的理论体系。例如：流鼻涕、打喷嚏、咳嗽、发热是感冒的一般症状和人感冒时的表面现象，是人们可以直接观察和感知的，而本质问题是人体内部遭受了致病因素的侵扰和袭击，在人体免疫系统与之博弈时，人体流露出一些与之相应的外在表征。我们可以透过现象看本质：人体体内的变化看不见，但可以通过长期的经验积累，推测体内本质上存在的问题，从而对症治疗。

中医整个理论体系和治疗原则都是思辨和辨证论治的过程。因此，哲学性是中医思想和理论的根本属性。

2.4　本质的运动变化规律性

阴阳的矛盾对立统一运动规律是自然界一切事物运动变化固有的规律（林佳清，吴颢昕 2010：69）。中医里的阴阳学说与自然界的阴阳规律一致。阴阳对立统一是人体生命活动中最本质的运动变化规律，也是一个动态变化的过程，正如：

〔例 3〕阴阳者，天地之道也，万物之纲纪，变化之父母，生杀之本始。（《素问·阴阳应象大论篇》）

人的阴阳运动随着时间变化，具有周期性、持续性，即日节律、月节律、年节律、超年节律，如女子月经周期、小儿变蒸节律等（林佳清，吴颢昕 2010：69）。"升降出入"是人体阴阳空间运动方式。《素问·太阴阳明论篇》指出了人体内阴阳升降的运动方式，即"阴气从足上行至头，而下行循臂至指端；阳气从手上行至头，而下行至足"。《素问·阴阳应象大论篇》指出了人体内阴阳出入的运动方式，即"清阳出上窍，浊阴出下窍；清阳发腠理，浊阴走五脏；清阳实四支，浊阴归六腑"。

多数国人对传统文化理论——五行学说并不陌生，但不懂中医学的人并不知道中医是怎样利用五行相生相克、相互转换的运动理念来辨证论治以及养生保健的。在日常生活中，算命先生通常运用五行相生相克来算命。五行学说是描述宇宙运动变化规律的学说，世间万物都不能脱离其规律。个人是自然界大宇宙里的"小宇宙"，当然也遵循五行学说规律。中医是伴随人们的生产生活实践活动而生的，中医理论必须遵循五行相生相克的规律和原理。五行相生指五行间具有相互促进和转化的统一性关系，五行相克指五行间相互排斥、反对的对立性关系（林佳清，吴颢昕 2010：70）。五行的相生相克原理应用于中医理论体系里，则描述人体里各个脏象相互联系和相互制约的关系。从语言研究视角看，中医在运用五行学说来阐述医理时，其运动隐喻性语言表征始终保持着运动变化规律的特性。

人体五脏气机升降运动以及经络循行处于有规律的运动变化和动态平衡中，如出现不规律的运动变化，人体五脏或经络循行就失去了动态平衡，人体就处于生病状态。《素问·刺禁论篇》阐述了人体五脏之间的动态关系和生理功能特征，即"肝生于左，肺藏于右，心部于表，肾治于里，脾为之使，胃为之市"。左肝升右肺降，表心降里肾升，使脾升胃降，是人体五脏的运动规律。五脏表里左右相使，在气机运行中相互配合。描述五脏功能及动态关系的经典隐喻为"心肾是升降的根本，肝肺是升降的辅佐，脾胃是升降的枢纽"（张俊龙 2003：154）。人体经络循行同样体现出运动规律本质。人体的各个部位由经络连接，就像一张通畅的流注系统网络。人体经络循行主要指"经络系统将人体的组织器官、四肢百骸联络成一个有机的整体，并通过经气的活动，调节全身各部的机能，运行气血，协调阴阳，从而使整个机体保持协调和相对平衡"（林佳清，吴颢昕 2010：70）。经络系统主体的十二经脉气血运行流注顺序为：从手太阴肺经开始，逐经相传，到肝经为止一周，再与手太阴肺经相接，从而构成如环无休的流注系统（林佳清，吴颢昕 2010：70）。一旦此流注系统出现障碍或失去动态平衡，人体的某些脏器就会受到影响而生病。因此，中医理论在阐述经络系统时，经常使用表动作的"离、合、出、入"等概念，而且这些概念用于描述抽象的经络循行现象非常形象生动，易于人们理解。使用这些概念来描写经络循行的语言大多是运动概念隐喻语言。

3 中医古籍与认知语言学

中医古籍语言几乎都是以取象比类的方式阐述人体病机、病理等的运行机制。汉语的取象比类思维就是西方认知语言学理论里的概念隐喻。中国有学者称取象比类为中国式隐喻。中医的取象比类与认知语言学中的概念隐喻拥有共同的哲学基础，即体验哲学。因此，中医古籍与认知语言学有进行跨学科研究的基础和前提。

3.1 共同的哲学基础——体验哲学

肇始于20世纪70年代末80年代初的认知语言学经过40多年的发展，在国内外语言学者的共同努力下，已经取得了丰硕的成果。近些年来，具有外语背景的学者也开始将目光投向汉语，试图通过语料对比研究或者汉语语料驱动的研究方法来验证、修正国外学者的理论构想，提出自己的语言理论假设，或者力图寻求认知语言学研究视角与其他语言学视角结合的可能性，以描述和解释汉语的语言事实（王文斌，毛智慧2011）。用汉语作为语料来验证和修正国外学者理论，并提出自己的语言理论设想，这是国内认知语言学发展的良好势头，"运用认知语言学解释或解决汉语的实际问题，还有很大空间，值得进一步深入探索"（吴为善2011：22）。认知语言学兴起以来，就把自己置于认知科学这一大学科领域中，与心理学、哲学、人类学、神经科学以及计算机科学等结下了不解之缘，并逐渐成为一门"显学"（文旭2014）。再者，当前从跨文化和跨语言视角对隐喻进行的认知研究由于方法论稍显薄弱或有所限制而受到批判。认知语言学采取非客观主义的立场，充分考虑文化、语言特性及其使用者的经验、背景，能够为对比研究、类型学研究、跨文化研究提供独特的视角（王文斌，毛智慧2011）。由此，认知语言学和其他学科交叉又成为必然。

中医古籍记载了中国人民相当长时期内的医学经验总结，其理论体系和基础受我国古代唯物的"气"一元论哲学思想影响，将人看作整个物质世界的一部分，认为宇宙万物皆是由原初物质"气"形成的。古代医家在"人与天地相参""与日月相应"的观念指导下，借助取象比类的方式，将人与自然紧密地联系在一起，强调人的一切正常的生理活动和病理变化都与整个自然界息息相关。这种以取象比类为主探求病因的思维方法，必须具备两个基本条件：一是以反复的临床实践观察及由此获得的相当丰富的感性实践资料为基础；二是对影响人类生存的各种因素，都有一个从表面现象到内在规律的充分的切身体验、深刻感悟和由个别到一般的认知过程（贾春华 2008）。由此可见，中医学在研究疾病变化和人类生命现象时，一个明显的特征是既关注有形之脏腑气血的变化，又重视人的社会属性，结合我国人文社会科学的某些学术思想和人自身的思维、意识、精神、情绪，阐述关于生命、健康、疾病等一系列的医学问题，形成了中医学的理论体系（郭霞珍 2006）。认知语言学强调人类体验对概念系统的决定作用，而中医也以古人对自然环境的体验为理论背景，这两者的契合使认知语言学与中医学的结合成为可能（赵丽梅 2013）。传统中医的取象比类认知方法可以称为"中国式隐喻"的认知模式，而现代隐喻认知具有人类思维方法的"同源性"（马子密，贾春华 2012）。因此，中医的取象比类与认知语言学中的概念隐喻具有同源性和一致性。

　　中医学和认知语言学都倚重经验，前者的原理与方法完全符合后者提出的核心哲学观念——体验。认知语言学从心智的体验出发去研究人类的思维和语言，是对传统客观主义哲学和语言学理论的批判与超越，同时提出：三大原则——心智的体验性、认知的无意识性和思维的隐喻性；重点观点——人类认知基于对自身和空间的理解；结论——语言是认知的结果，即现实—认知—语言（王寅 2010：46）。中医多从宏观着眼认识人体的结构功能、生理病理变化，所以概念的形成、资料的获取和诊断的依据等多据主观感觉得来。"用身体体验"是中医形成的基础，很多中医现象就是"心智体验性"的生动例证，其中针灸推拿的起源与"四诊合参"尤为突出。不在实验室做实验，直接依据自身对自然、人体、天文、地理的体验得出结论，并不一定就是不科学的。按照认知科学里的进化认识观推论，可知人类推理是一种动物推理，与身体和大脑的特殊结构紧密相关，人的身体、大脑以及与环境的相互作用提供了人类日常思维的无意识基础。因此，从认知视角研究中医文本语言并在此基础上理解中医古籍里的取象比类思想，既是帮助学习者解读言简意丰、深奥难懂、多用隐喻的中医古籍文本的一条好途径，又是对认知语言学研究视野的拓展，更是验证西方隐喻理论是否适用于中医古籍文本的好切口。

3.2 体验哲学与精气、阴阳、五行的关系

中医理论基于体验哲学，以精气、阴阳、五行为指导思想，以脏腑经络为核心。体验哲学是西方哲学概念，而精气、阴阳、五行是中国哲学概念，两者都是基于人类经验和规律的哲学概念，在根本认知思想上是一致的，但阴阳、五行除了基于人们生活的现实体验，还强调事物的辩证性和二元互斥性。

3.2.1 体验哲学①

体验哲学属于西方哲学范畴。体验哲学的发展历程源远流长，可以追溯到古希腊亚里士多德时代，它经历了个体体验化、经验主义、实用主义、现象学体验观和系统的体验哲学等阶段。当今的体验哲学已经渐趋成熟并被运用于各种领域和各科学研究，彰显出无穷魅力。从历时角度看，以下代表性人物及其思想总体上反映了体验哲学的发展历程。

在古希腊亚里士多德时代就出现了"个体"体验哲学观，亚里士多德认为所有事物都是由形式（form）和质料（matter）构成的，"体验"是一个个体化（individuation）的问题。

经验主义哲学家洛克看重体验在人们认知世界时所起到的举足轻重的作用。他批判天赋观念论，提出了认识来源于感觉的经验论原则。洛克于1690年出版的四卷本《人类理解论》一书系统阐述了经验主义观念论，认为人们用词语来表达观念，且词语来源于感知，人们凭借这些观念来理解人类的知识。他认为人的心灵如同白板，观念和知识都来自后天，由此得出人与人的天赋并无差别的结论，认为差别是后天教育的结果，因此，他十分强调教育在人成长过程中的重要作用。

马克思可算体验哲学的先驱，他的"一切从实际出发"的实践观就是典型的体验哲学。他指出实践是人的一种存在方式，是人的本质特征，并以此为出发点实现了对西方形而上学的颠倒，将哲学的研究对象确定为人的现实存在及其客观基础，其以实践为基点和中介研究人和自然、人和人之间的交互关系（王寅 2010：47）。马克思的体验实践观和后来的现象学体验观以及莱考夫和约翰逊的体验哲学是一脉相承的。

现象学致力于研究人类的经验以及事物如何在这样的经验中存在并通过这

---

① 这部分内容源自笔者已出版的专著《医学生伦理道德培养模式研究》（2017a）。

样的经验向我们呈现（罗伯特 2009：2）。从这个概念我们可以看出，现象学实际上就是一种体验哲学，它把身体当作经验向我们呈现的基础，没有身体的个体经验就无法对客体现象做出描述。

实用主义哲学家、教育家杜威是美国实用主义教育思想的先锋代表。他的教育本质论即从实用主义经验论和机能心理学出发，提出了"教育即生活""学校即社会"等比较现代的教育理念。他认为最好的教育就是从生活中学习，从经验中学习，学校应该成为一个小型的社会，一个社会的雏形。在学校里，应该把现实的社会生活简化到一个雏形状态。杜威强调经验在学习中的重要性，他是实实在在的体验哲学的先行者。

法国著名的存在主义哲学家梅洛-庞蒂也是现象学家。他是典型的"己身"存在论者，他突破了意识现象学的藩篱，用"身体"（body）形式对个体哲学意念（notion）做出解释，并从现象学描写的视角去解释"身体"（Merleau-Ponty 1962：296）。梅洛-庞蒂的体验哲学思想通过身体体验来达到认知目的，非常强调身体对意识的重要性，是成熟的体验哲学思想。

美国逻辑学家、科学哲学家普特南致力于研究实在论、指称、真理和科学合理性等问题。他认为我们的语言文化共同体的概念框架一方面为我们整理世界，另一方面规定了语言记号的使用。语言对于我们认识和掌握世界具有十分重要的作用，而语言又是理性加工的结果，这样，世界外物就不是独立于概念框架和语言而存在的。事实常与价值相互渗透，我们所说的客观性只能是概念框架中的"客观性""合理性"，只要是合理的、可接受的，就是科学的，就是真理。因此世界外物和语言符号都是同样存在于人大脑中特定的概念框架中的，它们只是在这个框架内部具有对应性。这就是普特南将这一理论冠以"内部实在论"的原因（王寅 2010：48）。他的"内部实在论"对后来莱考夫和约翰逊提出的完整的体验哲学理论奠定了坚实的理论基础。

著名的身体现象学家施密茨构建了一个新现象学体系，其"新现象学"又叫"身体现象学"。他认为人的直接生活经验、体验，人的情绪的震颤状态不涉及显现，因为人需要认识的是不可怀疑的事实，即现象，现象是自身所显现出来的东西。

体验哲学历史悠久，但或多或少存在缺陷，也不断被后人批判地继承、发展，甚至超越，直到近代的梅洛-庞蒂、施密茨以及普特南等人观点的提出，才较为全面地发展并成为体验哲学的核心构成要素，其中最有影响力的是梅洛-庞蒂的《知觉现象学》所提出的身体知觉对于概念和命题形成的存在论观点，即概念和判断是知觉主体通过己身进行概念化和图式化的结果，人通过身体的图式向物体、他人、世界开放并占有和分享世界的一种生存方式（王寅 2010：47）。体验哲学的根本思想起源是胡塞尔现象学里的体验理论。

总体来说，体验哲学是源于人们对生活的具身性体验的一种哲学理论。可以说体验哲学是一切从实践中来，一切到实践中去的实践性理论，这与中医的基本指导思想——精气、阴阳、五行理论不谋而合。

3.2.2 精气、阴阳、五行

精气、阴阳、五行是中国传统哲学概念，属于中国哲学范畴。在中国传统哲学中，对世界的本源认识有"精学说""气学说"，随着对概念的抽象，至汉代转化为"气一元论"，认为气是构成自然界物质的本源（王波，王洪武，等 2018）精气是人体生命之源。人体从自然界获得各种营养物质，这些物质称为人体之精，而人体之精转化为气，就是中医讲的"精化气"。人体之气则由人体之精转化，气的升降出入体现了人体脏腑、经络等的功能状况，其不断与周围环境进行物质交换并产生各种机能活动（王波，王洪武，等 2018）。精气是构成人体的基本物质，是推动人体生命活动的源泉和动力，没有精气，生命就不复存在。

阴阳和五行两个哲学概念都出自《易经》。《周易·系辞》"易有太极，是生两仪"体现了"气分阴阳""阴阳者，一分为二也"的思想，强调了阴阳是统一体的两个方面，阴阳作为对立的两面首先也是统一的；阴阳互藏、交感，互根互用又对立制约，相互消长（王波，王洪武，等 2018）。阴阳是对同一事物对立双方不同属性的区分，比如男人、女人，是对人类这个物种不同性别属性的概括，女人属阴，男人属阳；同样，动物界的物种也有阴阳之分，比如鸡有公鸡和母鸡之分，母鸡属阴，公鸡属阳；植物也有阴阳之分，雌性植物属阴，雄性植物属阳；人体各个器官也有阴阳之分，比如脚踝里属阴，脚踝外属阳。阴阳与五行各自强调的对象不一。

五行相生相克是不同事物之间相互依存、相互牵制现象的概括，是金、木、水、火、土五种不同属性的物质正常状态下不断运动及相互作用的结果，而乘侮则是不正常的相克现象：相乘是按五行相克次序发生的过强的克制，相侮则是与五行相克次序方向相反的克制，两者都是五行间相克关系的异常（王波，王洪武，等 2018）。五行实指宇宙间不同性质的事物。人是一个小宇宙，人体内有不同性质的器官和脏腑，因此，中医五行学说是用以解释人体内脏之间的相互关系，脏腑组织器官的属性、运动变化及人体与外界环境关系的基本理论（郑爱义，范之平 1998）。人体的五脏、五志都与五行相配。五行的木、火、土、金、水与人体的肝、心、脾、肺、肾相配，它们之间既有相生关系又有相克关系，形成五脏之间相互依存、相互制约的动态平衡（魏文迪，石固地，等 2013）。五志指喜、怒、悲、思、恐，五志对应五脏与五行：喜为心（火），怒为肝（木），悲为肺（金），思为脾（土），恐为肾（水）。五行的基本元素火、木、金、土、水都是人们生活中最为常见、最为熟悉的事物。古人用人们最为熟悉的事物映射深奥难懂的抽象概念，这种思维就是取象比类，也就是西方认知语言学里的隐喻思维。可见，中医里的核心概念五行源于人们的切身体验。

总体上讲，不管是精气，还是阴阳、五行，都是建立在人们长期观察、反复实践的基础上的事物运行规律概念。这与西方的体验哲学概念如出一辙。因此，中医理论的精气、阴阳、五行哲学思想与西方的体验哲学有相似之处，具有同源性。这为认知语言学与中医情志理论的跨学科研究搭建了哲学基础的桥梁。

3.3　取象比类与隐喻

取象比类是中医理论中的学术概念，而隐喻是西方认知语言学中的学术概念，两者都是描述人类思维方式的抽象概念。"取象"中的"象"实际就是"象思维"，也就是认知语言里的像似性（iconicity）。中医学产生于经验医学时代，以象思维为主要思维方式。"象"反映的是实体，"类"反映的是属性（汪烔 2006）。中医中的取象比类，顾名思义就是取两者的像似性来进行类比，从而产生新的概念。取象比类和隐喻一样，也是从实体源域的"象"即像似性出发，映射到目标域（抽象产生的基础），进而创造出新概念。中医的象思维就是取象比类思维。正因为有取象比类思维或象思维，中医古籍语言十分形象、丰富、贴切。以《黄帝内经》为代表的中医古籍把中国人民几千年来集体的智慧记录下来，也把人类十分复杂的病机、病理、生理、治疗、养生等理论阐述得生动贴切，易于后人接受和继承发展。

认知语言学里的隐喻同样是取两个事物的像似性来映射，即从源域到目标域的像似性映射，从而产生新的概念。西方认知语言学在反观人类思维时，引入了很多理论，如概念隐喻、概念化、心理空间、概念整合、心理合成理论等。反观中医语言思维时，研究中医语言的学者也提出了一些概念，如取象比类、象思维等。这是中国古人"近取诸身，远取诸物"的认知思维方式，也是人类认知事物的基本思维方式。从中西方认知事物和创造新概念的思维方式来看，人类对事物的基本认知思维方式是一致的，只是不同地区、不同国度的人对认知思维方式的称谓和表征符号不一样而已，如中国称中医语言思维方式为取象比类，而西方国家称他们认知事物的思维方式为概念隐喻。实质上，人类对世界的认知思维方式是一致的。这也是本研究的初衷之一：探讨中国古籍中的情感概念思维是否和西方提出的情感隐喻具有一致性。

取象比类与西方概念隐喻具有一致性，因而从认知语言学角度研究中医语言的学者说：中医的取象比类就是中国式隐喻，取象比类和概念隐喻只是称谓表征符号不同而已，其实质和原理是一致的。

4 认知语言学视角下的情志理论

情志理论是中医理论体系的重要组成部分。中医情志理论包括七情理论和五志理论。不管七情还是五志都与情感相关。情感是人类重要的生理反应，常通过各种情绪在日常生活中表现出来。情感语言能反映人们的情感思维方式，研究中医情志理论里情感语言的思维方式有益于从语言学角度完善中医情志理论，并拓宽语言学研究的范围。

情感是人类经历中最中心和最普遍的体验之一。由于认知可以影响情感并被情感影响，因此虽然人类情感的研究构成了我们探索人类认知的基本要素之一，但如果不参考情感语言，对情感和情感概念的研究是不可能完整的（Yu 1998：49）。Wierzbicka（1995：18）指出，"当某些现实还处于黑暗中时，语言是照亮现实的一盏明灯，没有研究那盏明灯以及它对我们现实产生的影响，我们就不能研究现实"。这表明了研究语言的重要性。基于认知语言学和中医学共同的体验哲学基础，两者所具有的同源性和一致性使跨学科研究的理论和现实意义进一步凸显。

4.1 情感和情绪

情绪和情感是人对客观事物的态度及相应的行为，它包括刺激情境及其解释、主观体验、表情、神经过程及生理唤醒等内容（彭聃龄 2001：355）。关于情绪和情感，除了心理学界对其进行广泛和深入的研究，其他学科如医学、文学、哲学、艺术、教育学、社会学、管理学、经济学等也结合自身特点对其进行探索。

4.1.1 情志与情绪、情感的关系

中医理论体系里既有情志理论也有七情学说。为了区分情志、情绪、情感的关系，在此节中，中医的情志就是指七情和五志。七情即喜、怒、忧、思、悲、恐、惊，五志即喜、怒、忧、思、恐。"情志"也翻译成"emotions"或

"Qing Zhi"，从中不难看出情志就是指所有的情绪和情感。关于情志与情绪、情感的关系，魏盛、胡春雨（2014）指出情绪是情绪体验、情绪表现和情绪生理与行为三者的复合反应，它是心理和生理的统一体。情绪生理和行为是指情绪对机体生理功能的影响及相应的动作变化。中医的情志概念与以上三方面都有紧密联系。情志寓有情绪的主要内涵，是中医学对情绪的独特表达。在这一点上，情志和情绪是同义的，而情感虽然可以包含在广义的情绪之内，但与情绪尚有细微差别。魏盛、胡春雨（2014：348）认为"情绪偏重于与人们的生理需要相联系的体验，而情感亦称感情，着重于表达与人们的社会需要相联系的情绪体验，即通常认为情感是在人的社会环境中由情绪发展起来的与人的社会需求相联系的情绪。它们是情绪过程的两个侧面，可同等使用"。

归纳起来，情志多用于医学范畴，情感和情绪多用于心理学范畴，但也有交叉使用的情况。

4.1.2 情感和情绪研究概述

综览有关情感和情绪的文献，可以发现对于情感、情绪，不同作者都翻译为"emotion"，这表明"emotion"既包含情感，也包含情绪。因此，"emotion metaphors"包含了对情感和情绪的隐喻。但是，情感与情绪既有区别又有联系。

费多益（2013）认为所有的情感都应该属于情绪，即我们总是处于某种情绪之中，即使这种情绪并不用"兴奋""抑郁"这样的名称来表示，例如：此刻我并不特别"兴奋""沮丧"或"无聊"，然而，我的经验确有某种可以称为"乏味"的东西，这种乏味就是我们所说的情绪。

从心理学角度来看，情绪和情感的区别与联系就更为清晰了。王雁（2002）认为情绪和情感既有区别又有联系。首先，情绪出现较早，多与人的生理性需要相联系；情感出现较晚，多与人的社会性需要相联系。婴儿一生下来就有哭、笑等情绪表现，而且多与食物、水、温暖等生理需要相关；情感是在幼儿时期随着心智的成熟和社会认知的发展而产生的，多与求知、交往、艺术陶冶、人生追求等社会性需要有关。因此，情绪是人和动物共有的，但只有人才会有情感。其次，情绪具有情境性和暂时性；情感则具有深刻性和稳定性。情绪常由身旁的事物引起，又常随着场合的改变和人、事的转换而变化。所以，有的人情绪表现喜怒无常，很难持久。情感可以说是在多次情绪体验的基础上形成的稳定的态度体验，如对一个人的爱和尊敬可能是一生不变的。正因为如此，情感特征常被作为人的个性和道德品质评价的重要方面。最后，情绪具有冲动性和明显的外部表现,情感则比较内隐。人在情绪的左右下常常不能自控,高兴时手舞足蹈,郁闷时垂头丧气,愤怒时又暴跳如雷。情感更多的是内心的体验,深沉而且持久,不轻易流露出来。情绪和情感的联系在于两者虽然不尽相同,却是不可分割的。因此,情绪和情感经常通用。一般来说,情感是在多次情绪体验的基础上形成的,并通过情绪表现出来;反过来,情绪的表现和变化又受已形成的情感的制约。当人们做一件工作的时候,总是体验到轻松、愉快,时间长了,就会爱上这一行;反过来,人们在对工作建立起深厚的感情之后,会因出色完成工作而欣喜,也会因为工作中的疏漏而伤心。由此可以说,情绪是情感的基础和外部表现,情感是情绪的深化和本质内容(王雁2002:224-225)。

正因为情感和情绪有内在的区别和联系,所以不同学者在进行研究时侧重点不一样,有的是对基于生理或外部表现的情绪进行研究,有的是对深层本质的情感进行研究,但总体来说研究情感离不开情绪,研究情绪离不开情感,二者具有不可割裂的联系。

情感和情绪属于心理学范畴,从心理学和医学角度来探究情绪和情感的居多,心理学方面具有代表性的研究,如邓光辉(2013)、许昭(2013)、程静(2015)等;从医学角度研究情绪和情感并较具有代表性的研究,如刘洋(2008)、杨巧芳(2009)、赵兆(2013)等;除心理学和医学外的其他学科较有代表性的研究,如刘朝(2013)、李岩(2014)、姜树广(2015)等。研究情感和情绪的博士学位论文涵盖医学、文学、教育、管理、经济、语言学等学科。从语言学角度研究情绪和情感的文献较少,但研究两种语言的情感隐喻对比的博士学位论文有两篇,这两篇文章以现代语言的情感隐喻为研究对象,没有涉及古代汉语中的情感隐喻。从各个学科视角去研究情绪和情感的期刊文章很多,仍然涵盖心理学、医学、哲学、文学、教育学、语言学等学科。这些文章有的侧重情感,有的侧重情绪,尽管侧重点不一,但对情感和情绪的研究是同步进行的。

4.2 情志理论与七情学说

中医理论体系里的情志理论与七情学说都是关于人类情感、情绪、心理问题的。笼统地讲,情志理论与七情学说是相同的,但仔细分析,情与志还是有区别的:志在内,生于藏;情在外,成于感(邢玉瑞 2015)。因此,下面将情志理论与七情学说分开阐述。

4.2.1 情志理论

情志是复杂的心理活动，是人类生命活动的一种重要表现形式，它与健康和疾病密切相关（于艳红，乔明琦 2012）。我国古典文献中自《周易》开始就有了情志思想的说法。《周易·系辞》曰："君子安其身而后动，易其心而后语，定其交而后求，君子修此者，故全也。"意思是人的言、行都要心平气和，专心致志，情绪正常，才能精神不乱，形体不散，身体机能才能活动正常（马月香 2010）。到先秦时期的诸子百家，以道家为首尤其注重清静无为对身心健康的影响。各家学派对情志影响健康都有自己的观点。《黄帝内经》吸收了《周易》及先秦时期先贤对情志内涵的认识，与中医学固有经验相结合，初步构筑了中医情志理论框架（马月香 2010）。《素问·阴阳应象大论篇》云"人有五脏化五气，以生喜怒悲忧恐"，即人有五种情志活动，分别对应五个脏器：肝在志为怒，心在志为喜，肺在志为悲（忧），脾在志为思，肾在志为恐（惊），这就是五志五脏模式（马月香 2010）。《黄帝内经》虽提出并构筑了情志理论的基本框架，但没有明确定义何谓情志。

学界对情志概念主要有两种观点：一种认为情志是情与志的合称，另一种认为情志是一体的。主张情志合称说的学者如韩成仁（1997b）认为，情志是指人精神情感的变化，情感出于人性，人性的一切活动都有一定的内在规律，皆为有序运动，目的明确，方向专一，每一种情感的出现都代表心神的某个方面的向往，所以说情感是有一定志向的精神运动，故称情志。主张情志一体说的学者将情志视为一个单一的、不可拆分的概念，与现代心理学对情绪的认识与重视有关。许多学者认为，情志即中医学对现代心理学情绪、情感的特有称谓（乔明琦，韩秀琴 1997），或者说情志概念相当于人的情感系统或过程，其代表心理分为情感、情绪与心境，三者在心理功能和外显表征方面常难截然分开（邢玉瑞 2003）。随着学者们对情志概念的探讨，结合了现代心理学的情志概念的定义也越来越完善，武刚（2001）定义情志为机体的精神状态，即机体在心神的主导和调节下，以五脏精气作为物质基础，以相互协调的脏腑功能活动为内在条件，在外界环境的刺激和影响下，内外综合作用而对客观事物产生的一种特殊反映形式，是人对于客观事物能否满足自己欲望而产生的体验。情志活动的产生基于身体的复杂心理活动和体验，因此情志可以致病，也可以治病。研究中医古籍里的各种情志思维有助于我们趋利避害，培养情志养身的理念和思维，也可以追踪人类情志思维的发展历程，从而有助于认知语言学的发展。利用西方认知语言学理论来研究中国古代文献中的语言思维，既是对认知语言学相关理论的验证，也达到了西学中用的目的。

4.2.2　七情学说

七情学说也是关于人类情志问题的研究，只是情志理论倾向于把人类的情感与人体的五大脏器对应起来进行研究，而七情则注重人类情感的外部表征。因此，七情比五志多了两种情感表征。韩成仁（1997a）梳理了七情学说的发展历史，他认为七情学说萌芽于春秋战国，初成于《黄帝内经》，定形于宋元，发展于明清，深入于当代。

七情学说不只包含在中医理论里。最初的七情学说是圣人修身养性时提出的概念，主要用于治国：人有七情六欲，如果不注重节制和修身，就会误国误民。七情概念早在先秦时期的《礼记·礼运》中即有论述，如"何谓人情，喜、怒、哀、惧、爱、恶、欲，七者弗学而能""圣人之所以治人七情"等，《左传》《荀子》等中亦有论述。尽管诸子论七情是从哲学论人性，进而为治国修身所用，但其内蕴的"致病成害"之义很快就被当时及稍后的医学家所悟并引入医学领域，这就是《黄帝内经》中的七情学说（韩成仁 1997）。

通过梳理七情学说的发展历史，我们就清楚了情志理论与七情学说的异同。而从医学角度来说，七情产生的机制同于五志，即七情生于脏腑，出于心神，是形神统一的表现，也就是七情发生在形俱神生的统一体中，五脏精气是基础，脏腑活动是启机，心（脑）神任物为中枢，外界物感是条件，四者协调一致，产生了七情的各种变化（韩成仁 1997）。从医学角度上说，七情产生的机制与情志产生的机制是一致的，因此人们经常把情志理论等同于七情学说。不管情志还是七情，都在讲述人类情感、情绪、心理等问题，七情的外在表征也是基于人体的五脏精气。总之，中医的七情是显于外的七种不同情感表现，情志虽然有时也可指称情绪、情感，但大部分情况下是带有意向性的心理活动，有其特殊的价值属性（邢玉瑞 2015）。志始终在内，生于藏，表属性；情在外，生于感，是显性的外在流露。

5　情感隐喻研究的理论基础

中医古籍语言充满了取象比类现象，其中有较多人类情志的取象比类。情志语言通过取象比类使得情志理论思想，也就是情感隐喻思维表征得以实现。从认知语言学视角考察情感隐喻思维的实现过程，涉及认知语言学中的几个相关理论和概念。本章主要讨论在对中医古籍情感隐喻进行系统研究时所涉及的理论基础。

5.1　体验认知与概念隐喻理论

体验哲学是认知语言学的哲学基础，概念隐喻是认知语言学研究的主要内容之一，体验认知是体验哲学的主要观点。体验哲学和以体验哲学为基础的认知语言学是当代语言学的研究方向和内容之一。概念隐喻是基于体验认知的经验映射，是基于现实经验的一种人类思维的基本方式，因此概念隐喻理论是一种思维理论。本书的概念隐喻理论主要涉及隐喻的概念化和情感概念隐喻。

5.1.1　体验认知

体验认知源于古希腊亚里士多德时代的"个体"体验哲学，而现代体验哲学"融入了概念源于体验的思想，把困扰哲学及语言学形式和意义的问题机理化"（王正元 2009：92−95）。

对于隐喻的体验认知基础，Lakoff（1992）用 MORE IS UP①为例说明人类的体验基础是隐喻映射的前提，如价格上涨、他的收入在下降、失业率在上涨、出口在下降、无家可归的人的数量在增加等，这些真实的体验经历就会成为构成隐喻对应的经验基础。MORE IS UP 隐喻例子说明体验认知属于可行描述的主观感受，虽不属于科学的客观结果，却是真实存在并可被感知的现象。

---

① 书中的隐喻表达均用大写表示，以与一般的英译相区别。

认知语言学认为语言是人自身感觉器官和现实世界的互动体验经认知加工逐步形成的，是主客观多重互动的结果（王寅 2008：8）。探究情感隐喻这种思维模式的体验理据，仅从语言与情感思维以及对语言的单纯研究出发，不能给出相对完整的证据支撑。探索情感隐喻的体验认知理据应更多地从实践和实验中收集证据，并着重从三方面着手，即认知语言学、心理语言学以及神经语言学。

5.1.2 概念化

概念是通过体验，特别是通过感知和肌肉运动体验而获取的（Lakoff & Johnson 1999）。概念化是通过隐喻映射来实现的，而隐喻映射基于现实的经历体验；反之，现实生活中经历体验过的熟悉事物（源域）是隐喻映射的基础，从源域出发向抽象事物（目标域）的映射就是概念化，新名称（新语言）诞生的过程也是概念隐喻产生的过程。所以人们认为概念化是人们对所接触的事物或体验形成概念的心智活动，这就是概念化等同于意义的原因（Lakoff & Johnson 1999）。Langacker（1990：2）定义概念化时指出"概念化这一术语的意思有十分广泛的解释，它包括新奇的概念和固定的概念；感觉、肌肉运动和情感的体验；对即时情景的认识（社会的、物质的和语言的）；等等"。因此，任何一门语言的概念化都关系到该语言的文化环境与身体体验。

文字是记录语言的符号，是语言的二次表征，不同民族的文字概念化因文化环境的不同而有所不同。英语的概念化和汉语的概念化在文字上有所不同。英语在概念化时，能指与所指可以彻底分离，也就是说形式和意义之间没有必然的联系，比如："dog"指"狗"，"dog"的语音形式和"狗"的概念或意义之间并没有直接的联系。由于汉字是象形文字，汉字的产生多根据世间事物的形态，因此汉字在概念化时的能指和所指是有理据的，如"家"，根据甲骨文，"家"上面的"宀"代表"房子"，下面的"豕"代表"猪"，意指有房子、养了猪的地方就是家。正因为汉字与事物形态相关，所以汉语成为基于语义的一种语言，语义之间没有清楚的边界，导致不同字词之间意义有时很难区分。概念化虽然有差异，但总体来说，语言的概念化过程大致是一致的，一般会经历如图 5-1 所示的认知过程：

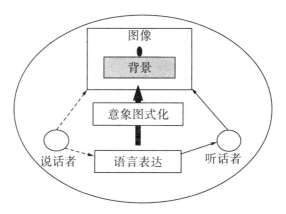

图 5-1　语言的概念化认知过程①

　　如上图所示，说话者的语言表达通过大脑再现意向图式化为图像和背景的情境，并突出概念化的图像；听话者听到说话者的语言表达后大脑呈现图像与背景情境，并理解图像。这里的说话者也可指文本的作者，听话者也可指文本的读者。

　　根据国外语言学家对概念化的阐释，李福印（2008：348）把"概念化的过程理解为一个搭积木的过程，即选择不同的积木，有次序地分步搭建在一起，形成一个整体。选择的积木不同或者搭建的顺序不同，最后的整体外观自然不同"。这是一个大脑对外界做出反应的短暂加工过程，在此过程中，"一个概念结构不是作为一个稳定的整体，而是分成不同的部分，有次序、方向地被激发……概念化在这段加工时间中是如何产生、发展和变化的，对语言的结构和意义有着至关重要的影响"（Langacker 2000：8）。也就是说，概念的主体不一样，其对外界情形的识解和主观体验就不同，因此，产生的语言意义就不同。

　　认知语法认为概念化是动态的过程（Langacker 1999）。概念化的动态性是一个对语言和其他认知活动的具有概括性的总结，因为它能广泛地解释存在于语言各个层面上的平行现象（李福印 2008：346）。

　　李福印总结莱考夫和约翰逊提出的概念化理论为"概念化等同于意义。动态性是概念化的本质特征，概念化是随着加工时间而产生、发展和变化的动态过程。对同一情景的概念化，如果其发展的方式不同，那么概念化的结果就不同。体现在语言表达中就是表达的结构和意义不同"（2008：348）。

---

　　①　该图来源于国际认知语言学家 Chris Sinha 在 2016 年 11 月山东财经大学举办的全国第五届认知语言学与二语习得研讨会上的报告。

5.1.3 概念隐喻

由于取类比象可以归结为概念隐喻，所以概念隐喻理论是本研究的主要理论支撑。Lakoff 和 Johnson（1980：3）在《我们赖以生存的隐喻》中系统阐述了这一理论。他们把隐喻从传统的辞格提升到思格："对大多数人而言，隐喻是一种诗意想象和修辞发展的手段——是非同寻常的事情，而不是普通的语言。此外，隐喻只被看作典型的语言特征，而非思想或行动的问题……在日常生活中，隐喻无处不在，不仅在语言中，还在思想和行动中。我们普通的概念系统，无论是思考还是行动，在本质上都是隐喻的。"同时，他们还认为隐喻的本质是通过已知事物来理解未知的新事物。Evans 和 Green（2006：286）也对概念隐喻理论进行了定义，指出"概念隐喻理论是最早的认知语义学理论框架之一，是认知语义学的一部分，为认知的方法提供了很多早期理论动力。概念隐喻中的概念结构是根据跨域映射或概念域之间的对应关系进行组合"。这些定义都对本研究有指导意义。

Lakoff 和 Johnson（1980）把隐喻分为三大类：结构隐喻、方位/空间隐喻、本体隐喻。这几类概念隐喻都涉及情感隐喻。情感隐喻就是表达情感的概念隐喻。Kövecses（2000：4）研究发现："还有另外一类与情感有关的术语，即起修饰作用的术语和表达群。由于修饰语是描述（主要不是表达）情感的，所以它属于次词组。这个次词组可能比其他两组的总和还要大。与前一组不同的是，词汇和表达不会按照字面意思来'命名'特定类型的情感，问题不在于那个词汇或表达有多么的基本或典型。属于这一词组的修饰语和表达表示情感概念的各个方面，如强度、原因、控制，等等。它们可能是隐喻和转喻。"隐喻表达是 Lakoff 和 Johnson（1980）意义上的概念隐喻的体现："概念隐喻把两个遥远域（或概念域）连接成彼此对应的关系。一个结构域典型地比其他更抽象的域更能体验和具体得多。跨域映射对应的建立是为了根据具体事物来理解抽象的现象。"隐喻是思维层面的问题，不是语言表达层面的问题（李福印 2008：131）。

5.1.4 情感概念隐喻

人类的情感本质上是抽象的，在很大程度上需借助隐喻得以概念化和表达。Yu（1998：49）认为情感概念隐喻即情感隐喻，是概念隐喻的一种，情感隐喻与其他概念隐喻的区别在于情感隐喻是对抽象的人类情感的概念化。人们通常说的核心情感概念——喜、怒、忧、思、悲、惊、恐，对应的英语词汇分别为：joy、anger、worry、anxiety、sadness、surprise、fear。因此，情感概念隐喻研究的核心是这些概念所体现出来的隐喻。但是，致力于情感隐喻研究的语言学家 Kövecses（2000）认为情感隐喻并不局限于这些核心词汇，没有这些核心词汇的句子也有大量的情感隐喻。笔者在选择研究对象和语料时也遇到了两种情况：一是《黄帝内经》中直接含有的"喜"和"悲"的词汇层概念；二是《黄帝内经》中没有直接含有"喜"和"悲"的词汇层概念，但整个语境表达的是"喜"和"悲"的词汇意义。关于词（word）和情感（emotion），Kövecses（2000：2）反驳了许多学者的错误观点，即当处理情感时，一种语言只有十几个单词，如愤怒、恐惧、爱、喜悦等。实际上，这些词汇只是情感语言的一小部分。Kövecses（2000：3）还认为，"描述情感词汇范畴内，情感词汇可以被看作'要么属于基本词汇，要么不属于基本词汇'，给定语言的说话人会觉得一些情感词汇比其他的情感词汇基本。在英语中，更基本的情感词汇包括愤怒、悲伤、恐惧、快乐和爱"。Kövecses（2000：4）给出了几个表情感的核心词汇，如图 5-2 所示：

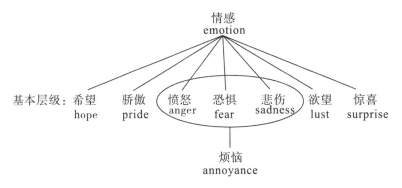

图 5-2　基本与非基本情感术语概念组织水平

图 5-2 里，"情感"（emotion）属于上位情感词汇，希望（hope）、骄傲（pride）、愤怒（anger）、恐惧（fear）、悲伤（sadness）、欲望（lust）、惊喜（surprise）属于基本层级情感词汇，烦恼（annoyance）属于下位情感词汇。圆圈中的情感术语"愤怒、恐惧、悲伤"比圆圈外的"希望、骄傲、欲望、惊喜"更基本、更核心。但是相比下位词"烦恼"，基本层级里的"希望、骄傲、欲望、惊喜"等情感词汇更基本、更核心。上位情感词汇和下位情感词汇都不及基本层级的情感词汇常用。

汉语的核心情感概念也就是中医所说的七情——喜、怒、忧、思、悲、惊、恐，和 Kövecses（2000：2）的观点一致，并非只有含核心情感概念（词汇层）的隐喻才是情感隐喻，只要与情感相关（包括句子层）的隐喻都是情感隐喻。因此，国内有学者将情感隐喻定义为："情感是抽象、模糊或难以表达的感觉，看不见摸不着，缺乏物质形象特征和联系，复杂异常，人们为了生动形象地描摹和理解自身情感，经常将其隐喻化，即所谓情感隐喻，也就是说兼有生物和社会属性的人类情感必须通过隐喻来概念化抽象的、无法触摸的、难以表达的感觉和体验。"（孙毅 2010：45）

总的说来，语言是情感概念的重要信息来源，情感及其概念表征不借助语言的指称就无法进行充分的解释（孙毅 2010：45），研究情感隐喻就是要研究涉及情感概念的语言。

5.2　心理合成理论

认知语言学中对概念进行意义构建的理论主要有概念隐喻理论、心理空间理论、概念整合理论、心理合成理论。概念整合是心理空间对语言意义构建解释方法的一种延伸。心理合成理论是心理空间理论和概念整合理论两者的简称，两者互为补充，对概念意义的解释力更强、更科学。最开始，认知语言学家 Lakoff 和 Johson（1980，1999）认为概念隐喻能解释概念意义，但由于概念隐喻是单向映射，因此不能解释很多语言的动态意义构建现象。于是 Fauconnier（1985，1994）提出了比概念隐喻更为科学的心理空间理论。遗憾的是，此理论能说明意义构建的在线（online）动态过程，却不能呈现新的突生空间以及意义整合的过程。由于概念隐喻理论和心理空间理论在解释概念意义方面存在缺陷，Fauconnier 和 Turner（1998）提出了概念整合理论，以补充心理空间理论的不足。概念整合理论得到了语言学家们的赞同和高度评价。Evans 和 Green（2006：400）这样评价心理空间理论与概念整合理论之间的关系："在它的架构和关注的核心问题方面来讲，概念整合理论与心理空间理论的关系最为密切，一些认知语义学家明确地称整合是心理空间理论方法的延伸。整合理论已经发展成心理空间理论和概念隐喻理论都不能充分解释的独特理论。整合理论家认为，概念整合或者合成过程是我们主要思维方式的一个普遍和基本的认知操作。"后来，Fauconnier 和 Turner（2002）实现概念整合理论和心理空间理论的优势互补，提出了对概念意义更具有阐释力的心理合成理论。心理合成理论能很好地解释人们理解语言时的普遍整合思维过程，体现人类理解语言信息时的共性。

5.2.1 心理空间理论

心理空间理论是一种概念复合模式，是建立在类比、递归、心理模式化、概念类聚、知识框架等心理活动基础上的一般认知操作过程（Fauconnier 1994），是认知活动中的一种普遍形式，能够有效地解释动态、随机、模糊的思维认知活动（王文斌，毛智慧 2011：141－142）。Coulson 和 Fauconnier（1999：144）指出心理空间可以被认为是储存某特定领域信息的临时性容器；Fauconnier 和 Turner（2002：87）认为心理空间是人们在进行思考、谈话时为了达到局部理解与行动之目的而构建的小概念包。从以上定义可以看出，心理空间主要是用于储存信息以进行认知活动。心理空间是一种瞬间在线的认知活动，是人们认知世界的基本心理活动，同时也是自然语言意义构建的心理场所。

心理空间包括时间、空间、域、假设以及时态和语态（Fauconnier 1985：29－34）。在语境构建意义的过程中，为了正确把握话语要表达的含义，听话人不仅要完成对编码化语法信息的破译，而且必须根据语法指令（grammatical instruction）即时在线建构相应的心理空间（王文斌，毛智慧 2011：142）。语言不仅关乎世界、模型、语境、情形等，而且涉及语言自身的结构；语言激起了不同心理空间之间的关系以及心理空间内元素之间的关系；在一定程度上，可以说只有基于同一语言和语用数据的交际双方都建立了相似的空间布局结构，交际才可以进行，交际是心理构建过程的一个必然结果（Fauconnier 1994：2）。

每一个心理空间就像一张由连接器连接起来的相互关联的在线网，相互关联的都是已知、想象、过去、现在、将来的所有情形或部分情形（包括所有的语境、文化、话语、想象等），它们通过已知映射到抽象的未知。被连接起来的心理空间描述的是对话语的指示和推断现象的广泛延伸，而且是对句子内部的多个读数或情绪分布状况的延伸；各级映射都在这些空间内进行，这些空间就像框架一样，里面没有其他特别的语言（Fauconnier 1997）。

总的说来，心理空间就是由语言结构表达的思维或心理场所，它们由空间内所具有的各种成分及其相互之间的各种关系构成，一个心理空间可衍生出一个或多个不同的子空间，也可以与其他心理空间在概念层面上进行整合（conceptual integration），从而形成心理空间的多维性或复杂性；意义的获得从某种程度上讲就是对心理空间及其类属关系的洞识（王文斌，毛智慧 2011：142）。

5.2.2　概念整合

　　概念整合理论和概念隐喻理论都是解释语言概念结构的理论。在解释概念结构方面，为了克服概念隐喻理论对意义构建阐释力度的不足，认知语言学家Fauconnier 和 Turner（1998）在心理空间理论的基础上提出了一种阐释力更强的意义构建理论，即概念合成理论或称概念整合理论。这种理论不仅能阐释隐喻性概念结构的意义构建，还能阐释非隐喻性概念结构的意义构建。概念整合理论认为，概念整合是一种极其普遍的认知过程，人们在交谈和思考时不断建立起心理空间，然后在心理空间之间进行映射，以不同的方式合成新的空间，人们系统运用这种概念整合网络进行实时意义构建（李福印，田聪 2005：35）。概念整合理论包括四个基本心理空间：输入空间Ⅰ、输入空间Ⅱ、类属空间和整合空间，如图 5-3 所示：

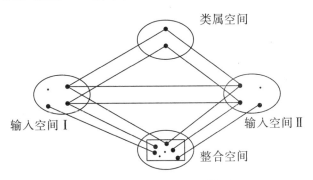

图 5-3　概念整合理论四个心理空间之间的关系模型（Fauconnier 1997：151）

　　这四个空间的关系是在对应连接的跨域映射之中展开的。所谓类属空间，是指当概念投射时，属于两个输入空间里的结构在这个整合结构里组成一个类属空间，类属空间同时映射到每一个输入空间，类属空间里的一个给定元素映射到两个输入空间的对应成分，这就是它们之间的跨域映射；所谓整合是指来自两个输入空间的结构被投射到第三个空间，即整合空间；所谓选择性投射，是指从输入空间到整合空间的投射是典型的部分投射，即并不是所有元素都从输入空间被投射到整合空间（Fauconnier & Turner 1998：143）。在构建整合空间的过程中，有四个认知操作，即组成（composition）、完成（completion）、细化（construal）和层创结构（emergent structure）。组成指整合从输入空间组成元素提供在各输入空间中的各种关系；完成指整合会无意识激活大范围的背景概念结构和知识，激活的基本子类型，在整合中，一个最小的组成元素可以构成更大的结构；细化意指在整合中，根据原则和逻辑，通过想象的心理模仿发展了整合；层创结构是指在整合过程中整合包含了并不是来自输入空间的结构，由组成、完成和细化产生了层创结构（Fauconnier & Turner 1998：143）。

Fauconnier 和 Turner（1998：163）认为，在概念结构的意义构建整合过程中，要得到合理的复合空间，就必须遵守整合（integration）、构造（topology）、网络（web）、解包（unpacking）和充分理由（good reason）五条优化原则，以建立合理的概念整合网络，且整个流程是一个动态的系统推理、意义运演与产生过程。国内语言学学者对概念整合理论的研究已经较为深入，理解也比较透彻，如李福印、田聪（2005：35）解释概念整合理论时指出，输入空间里的元素和结构有选择性地投射到整合空间，形成层创结构，而层创结构的形成是一个动态的、需要充分发挥想象力的认知过程，我们在这个过程中不断地抑制（deactivate）旧的联系，激活新的联系，结合语境和储存在记忆里的知识框架，重构新的空间并进行重组和整合。也就是说，概念整合正是将来自不同认知域的框架结构组合起来，形成一个可以在交际过程中不断得到调整和修改的心理空间网络，灵活动态地进行意义构建（蒋冰清 2007：19）。

有迹象表明，概念整合看似有不同层次，却有统一适用的其他概念，如图形/背景组织、凸显等。概念整合网络是结构映射的中心认知科学观点。映射连接框架与具体情形、相关框架、约定俗成的场景，连接相关的语言结构，将一个观点与另一个观点相连接并在旧观点的基础上建立新观点，连接反概念与基于反概念之上的非反概念；映射是类比、范畴化以及语法的核心。（Fauconnier & Turner 1998：134）

概念整合不仅在语言学上具有强大的解释功能，在其他领域也被广泛运用。"最初概念整合理论是为了解释语言结构和语言的意义建构，尤其是'创意'的意义建构，比如新奇的隐喻、反事实等等。然而，最近大多对整合理论感兴趣的学者已经逐渐认为，概念整合是人类的思维和想象力的核心。而且通过这方面的证据可以发现，人类不仅在语言方面，而且在广泛的人类活动的其他领域，如艺术、宗教思想和实践、科学事业等方面，都在潜意识地运用整合思维。整合理论已经被科学家应用到不同的学科领域，包括文学研究、数学、音乐理论、宗教研究、神秘学研究、语言学、认知心理学、社会心理学、人类学、计算机科学和遗传学的研究。"（Evans & Green 2006：401）由此可见，概念整合的实用性很强，涉及领域广泛，尤其对人类语言动态的意义构建和认知机制有很强的解释力。

5.3 认知－情感系统理论

认知－情感系统理论是心理学家 Mischel 提出的，论强调个性认知，重新界定社会学习，提出了一套人变量，即建议概念化的有用方式，研究具体人员如何调解刺激的影响，并生成独特的复杂摩尔行为模式（Mischel 1973：265），其焦点是社会行为中的个体差异的底层心理调解过程。这是由五种相对稳定的人变量来表示/表征的，主要由个人的编码或识解（自我、其他人、情境），预期（关于成果和自己的功效），主观价值，能力（用于社会行为的构建和发生），追求目标过程中的自律策略和计划构成（Mischel 1973）。

Mischel 的认知－情感系统理论凸显情境的概念，认为情境特征激活一整套的内部反应。基于个人过去的经验，这些特征不仅是认知的，而且是情感的，且涉及信息的多层次认知和情感编码。该理论既不把人看作被动地对情境做出反应的动物，也不把人看作对那些细微特征产生行为的动力，而是把人看作主动的、有目标的、能构建计划和产生自我变化的个体，在某种程度上是人自己在创造情境。认知和情感系统组织植根于生物学基础，反映了个体整体经验和认知社会学习历史（Mischel & Shoda，1995：251）。

于松梅、杨丽珠对于心理学家 Mischel 的认知－情感系统理论做了很好的评述、归纳和解释，具体概括为如下两点：

（1）认知原型分类。

"Mischel 在 Rosch 研究的基础上，对人们有关人、情境及情境中的人的类别知识展开了系统研究，发现人们对人和情境的分类也如同对事物的分类一样存在着相应的 3 种层次结构，上位水平（superordinate level）代表着相对概括、抽象的类别知识；下位水平（subordinate level）代表着具体、特定的类别知识；而中间的基本水平（basic level）则是不太抽象、信息丰富而不冗余、最易被人采用、最经济的类别知识。"（于松梅，杨丽珠 2003：197－201）

（2）认知－情感的个性系统（CAPS）。

认知－情感的个性系统（Cognitive-Affective Personality System，CAPS）模型中的认知－情感单元是指所有的心理表征，主要由编码、预期和信念、情感、目标和价值、能力和自我调节的计划共 5 种类型组成（Mischel 1999）。

"编码是对自我、他人、事件和情境进行分类或建构的单元，它使人们在如何表征自己、他人、事件及经验等方面存在很大的差异。这些不同的编码策略随后又影响着人们对它们的行为反应。预期和信念是有关社会、特定情境中的行为结果、自我效能的预期和信念……情感涉及感受、情绪和情感反应（包括生理反应）的个性单元。个体所感受到的情感和情绪对社会信息加工和行为处理有重大的影响。个人对重要的社会信息的加工（如对自我和个人未来的认知信念）往往具有情绪性和情绪唤醒的功能。因而，人的变量不可避免地要与情感反应发生联系。任何有可能产生重要结果的事情，无论是有害的，还是有益的，都能触动人的情绪反应。对情境特征的情感反应可能是在意识之外即刻和自动产生的，它会反过来影响着相关的认知和行为。目标和价值涉及符合心愿的结果和情感状态，厌恶的结果和情感状态，目标、价值和人生计划等元素。目标指引着人们追求长期的计划，它已成为行为动机和行为组织的核心概念；目标影响着价值，价值也影响着行为表现……能力和自我调节的计划涉及个体潜在的行为和能力以及用于组织行为、影响个人行为和内部状态的计划和策略，这是影响行为的内部机制单元，如认知转变、认知分心、元认知策略、自我指导策略和计划等技能。"（于松梅，杨丽珠 2003：197−201）

总体说来，认知−情感系统理论强调个体差异，涉及动态的感受、情绪和情感反应（包括生理反应）的个性单元，有助于分析本研究中情感隐喻的动态意义构建。

图 5−4 是 Mischel（1999：247）认知−情感系统理论对同一（情形）条件下个体行为差异的分析。

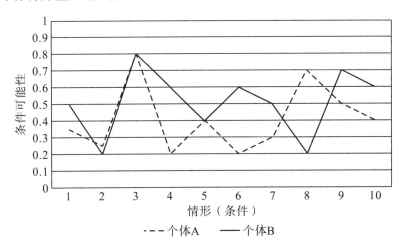

图 5−4　同一（情形）条件下不同个体内在的心理行为差异模式（Mischel 1999：247）

图 5−4 表明，A 和 B 两个人对于已经出现的同一可能性条件的认知反应几乎完全不一样，有时甚至相反，认知重合点比较少，体现出个体认知差异。

5.4 认知心理合成框架

笔者把心理学上的认知—情感系统理论、语言学上的心理空间理论与概念整合理论三者互为补充地整合为一个认知语言学分析概念意义的框架模型，即认知心理合成框架。这种框架模型充分考虑了人与人之间的个体差异。

心理学上的认知情感编码过程能形象地说明认知个体差异产生的原因，如图5-5所示：

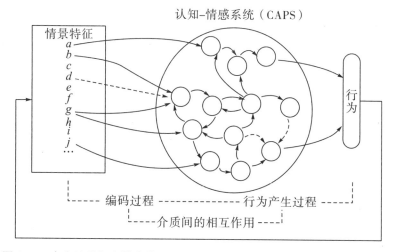

图5-5 **个人独特行为模式的认知—情感调节过程简图**（Mischel 1999：254）

图5-5是Mischel（1999：254）个人独特行为模式的认知—情感调节过程简图。情境特征是一个给定的中介单元，它激活其他中介单元的特定子集，产生独特的认知、影响及行为，以便对不同的情况进行编码。中介单元的功能在某些情况下被激活，而在其他情况下不被激活（抑制），不受其余的信息影响。激活的中介单元通过表征个人关系的稳定运行网络来影响其他中介单元，关系可以是增加激活积极的（实线）或降低激活消极的（虚线）。图5-5左边的情境特征框里的字母是不同的信息输入，不同的个体在同一情境特征里会出现不同的信息特征，从而激活已经储存在大脑里的各种相关信息，形成图右侧圆圈里的相互作用关系（即语言学上的整合或概念整合），然后产生相应的行为。同理，语言的产生也是一样，在同一情境特征条件下，个体的文化背景以及生活经历不一样，那么其摄入的信息就不一样，如图5-5的左边，个体会选择性地摄入自己更熟悉或更偏向的信息，进入输入空间，经过整合后产生新

的语言。

从 Mischel 的产生个人独特行为模式的认知–情感系统理论的情感调节过程可以看出，个人独特行为模式的认知–情感系统理论情感调节过程正好可以解释为何面对同一情感隐喻，不同的人会有不同的解读。下面我们以《黄帝内经》中"悲"的情感隐喻作为实例，进一步详细阐释 Mischel 的认知–情感系统理论框架中的意义构建。

〔例 4〕悲则心系急，肺布叶举，而上焦不通，荣卫不散，热气在中，故气消矣（悲哀太过会使心脏经脉紧绷，肺脏主悲，过度悲伤就会使肺叶张举不合，上焦随之闭塞不通，营卫之气得不到布散，热气郁闭在内而耗损肺气，所以说是气消）。（《素问·举痛论篇》）

这里的情境特征是"悲则心系急，肺布叶举"，当我们看到此文本概念时，大脑会立刻进行编码，同时会出现很多的心理空间情境，如 a（悲行为）、b（心脏）、c（紧迫）、d（心脏紧迫时）、e（肺）、f（两肺叶）、g（举起来）、h（两肺叶举起来）等。而我们的计划和目标是要分析"悲"的情感意义，那么就会激活一系列关于"悲"的预先存在的知识，而不同的人预先存在的知识背景是不一致的，因此，在理解"悲则心系急，肺布叶举"中的"悲"时，不同的人激活的情境特征可能就不一样。比如有人理解"悲"为"一种身体的力量"，因为他在编码过程中注重 h（两肺叶举起来）这一心理空间情境特征，认为只有有力量的东西才能把东西举起来。Mischel 的产生个人独特行为模式的认知–情感系统理论可以有力地解释这种差异性认知现象。

总之，认知心理合成框架汲取了心理合成理论和认知–情感系统理论二者的优势，即心理合成理论对概念意义构建的普遍解释力和认知–情感系统理论对人们普遍存在个体差异性的心理学结论，克服了心理合成理论只强调人类对概念认知的共性而忽视个体差异的缺陷。此框架对概念意义的认知趋向更为合理。

5.4.1 认知心理合成框架的工作机制

Fauconnier 和 Turner（1998，2002）的心理合成理论是心理空间理论与概念合成理论共同发展的结果，前者能够解释语言意义构建的在线（online）动态认知过程，后者能够解释语言意义构建的机制。心理空间理论和概念整合理论弥补了以前隐喻理论解释语言意义构建的缺陷，为解释各种语言的意义构建，尤其是解释隐喻语言的意义构建过程起到了很好的作用，并且有力推动了认知语言学的发展。即便如此，笔者认为心理合成理论还是不能够形象地表明在同一情境条件下不同个体在共性基础上的认知差异性。虽然各民族生理结构相同，在长期的生产生活中形成的语言输入空间也大致相同，但是由于地理历史环境、传统文化底蕴以及心理认知模型的差异，各民族的认知心理空间、概念合成内容以及方式必然各具特性。这正是本章尝试引入心理学上解释个性差异的认知–情感系统理论的缘由。笔者将认知–情感系统理论里个人独特行为模式的认知–情感调节过程简图和概念整合理论中四个心理空间的关系模型整合为形象易懂的工作机制模型，此模型既能突出个体差异性，又兼顾了人们对语言的整合共性，能较好地解释隐喻的意义构建。下面以认知主体 M 在同一情境条件下的认知过程为例，来说明在认知心理框架中，人们如何对语言进行意义构建，并在共性基础上体现出认知的个体差异，如图 5–6 所示：

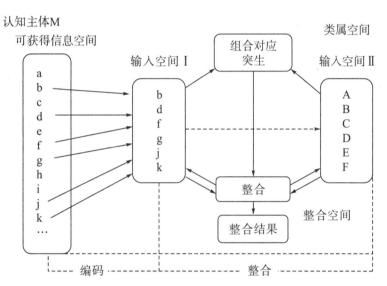

图 5–6　认知主体 M 在认知心理合成框架中的意义构建工作机制

图 5–6 表明认知主体 M 在面对同一情境时所摄入的某些信息与其他人所摄入的信息有可能不一致。在同一情境下，认知主体 M 摄入的信息是 b，d，f，g，j，k，他以此来构建概念意义，而其他的认知主体有可能摄入另一些关键信息，导致对同一概念的意义构建产生差异，这种情况是可能的。但无论如何，由于人类具有共同的生理结构和机能，对于同一情境的体验应该大致相同，因此其认知仍具有共性。但不同的人在面对同一概念时，即使使用的是同一种语言，由于认知背景、文化常识、经历和体验的不同，以及对摄入信息的熟悉度和倾向不一样，对同一概念的理解就会不一样，在共性认知的基础上就

会产生差异性认知。

图5-6中的"编码"（encoding）是指心理学中的情感认知编码过程，强调的是输入信息的差异。在此过程中，人们是在激活以前体验过而储存起来的信息，这些信息都是长久存在的；而"整合"（blending）是一个瞬间完成的在线动态认知过程，个体经过有差异的信息输入，根据已输入的信息整合出新的意义，即把所有的信息瞬间映射配对组合起来，形成新的意义，这样的过程就是认知心理合成框架的工作机制。可将其简单概述为两个过程，即可获得信息空间和输入空间整合过程（编码过程）与概念整合过程（行为产生过程）。

人们认知思维差异的产生既有必然性，也有偶然性。必然性在于人们的经历和体验不一样，必然导致认知思维的差异；偶然性在于尽管人们的生理结构相同，但在共性认知基础上存在认识不一，从而导致认知思维差异。这种共性认知基础上的差异性可以用胡塞尔现象学里"视域的意向性"理论来解释。在该理论中，视域概念扮演着非常重要的角色，即并非仅仅我们主题性地经验到的对象是视域性地被共同给予的，而是对象被置于一个远远地伸展了的视域中。一个我正感知到的柠檬躺在被不同的厨具所包围的厨房桌子上，在背景里，水龙头在滴水，透过厨房的窗户我能听见玩耍的孩子呼叫。当我关注这个柠檬时，我多少共同意识到了它的周围环境，且实际上，被感知到的和共同意识到的环境也有相关的一个模糊不确定的视域渗透。我们这里所面临的是一个没有穷尽且永远不能完全主题化的世界视域（扎哈维2007）。因此，各人的关注点和经历不一样，就会产生不同的主题化认知，而且这样的差异是没有穷尽的。

5.4.2 认知心理合成框架的功能和意义

Mischel的认知-情感系统理论强调个体之间由于目标和价值的不同、认知和情感的差异以及各人的调节能力不同等因素，在同一情境下，不同的个体会做出不同的理解而产生不同的行为。概念整合理论主要是解释概念结构形成的普遍原理，也就是指人类在概念结构意义形成方面具有认知共性。两者各有侧重，可以互为补充。在认知情感系统理论的补充之下，概念整合理论如果更加注重个体差异性和情感认知性，对概念结构意义的解释将更完整。在共性解释结构的基础上增加个体差异性，在概念整合理论四维空间之上就多了一个可供选择的情境特征信息空间（在认知心理合成框架中，此空间被称为可获得信息空间），这个空间应该处在整合输入空间Ⅰ之前。之所以把可供选择的情境特征信息空间放在整合输入空间Ⅰ之前，是因为人们由于文化认知、感情、信念、价值观、判断、计划、自我调节能力以及知识背景等不一样，面对同一概念结构时，编码所要选择激发的情境特征信息也会或多或少地不一样，也就是选择输入空间Ⅰ的特征就不一样，情感认知强烈程度也就不一样。

下面以 A 和 B 两个中医专业学生对同一医学概念的意义构建为例来说明这种意义构建的差异性问题。需要指出的是，这种差异性认知始终建立在人们的共性认知基础之上。

〔例 5〕善悲惊不乐，刺如右方（假如有好悲或惊恐不乐的现象，刺法同上）。（《素问·缪刺论篇》）

学生 A 理解这里的"悲"为一种缺乏活力的现象，即 SADNESS IS LACK OF VITALITY（悲是缺乏生理功能），所以他的理解如图 5-7 所示：

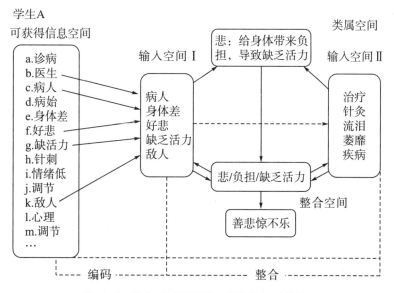

图 5-7 学生 A "善悲惊不乐"的意义构建

学生 A 在其认知情感经历判断之下对"善悲惊不乐，刺如右方"里"悲"的意义构建为"好悲给身体带来负担，导致缺乏活力"，而使得身体处于不健康状况，精神处于悲伤或惊恐不乐的境地。

学生 B 在其认知情感经历判断之下却对"善悲惊不乐，刺如右方"里"悲"的意义构建为"悲是一种心理负担"，即 SADNESS IS A PSYCHOLOGICAL BURDEN OR AN ENEMY（悲是心理负担或是敌人）。因此，她对"善悲惊不乐，刺如右方"里"悲"的意义构建为"不控制悲伤情绪导致给身体带来负担，使得身体就像遭到敌人攻击"，如图 5-8 所示：

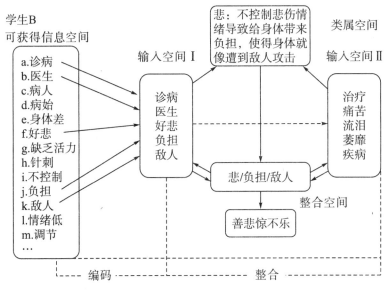

图 5-8　学生 B "善悲惊不乐"的意义构建

　　学生 A 之所以把"善悲惊不乐，刺如右方"里"悲"的意义构建为"好悲给身体带来负担，导致缺乏活力"，也许与他的经历和体验有关，他自己或亲人、朋友或许曾经就因为"善悲"给身体带来负担，导致缺乏活力，从而处于不健康的状况，这种情形在他的背景知识里和情感里可能有很深刻的印象，所以他的意义构建在他看来是非常符合逻辑的。而学生 B 对"善悲惊不乐，刺如右方"里"悲"的意义构建不同，原因也与其认知情感体验相关，抑或由直接或间接经历所致，这样的意义构建同样是符合逻辑的。即便这样，虽然认知主体 A 和认知主体 B 因背景文化和经历差异而对"善悲惊不乐，刺如右方"里"悲"的意义构建存在差异性认知，但总体上他们对"悲"的认知都是建立在人类对"悲"的共性认知基础之上，即"悲"表示"不利于身体健康"。

　　因此，我们可以得出结论：对中医古籍里抽象模糊的"悲"或"喜"情感隐喻的意义构建，虽然因为人类的共性隐喻思维而大致相同，但不同的人在人类共性认知基础上会产生具体的差异性认知。由此可见，由于诸多因素都可以导致疾病的发生，这些因素之间的关系又相当复杂，所示对于同一疾病的认知和诊断治疗，不同的医者有不同的病机病理归因和不同的治疗手段，这是人类正常的认知方式。同时我们也应认识到，在现实生活中，人类疾病的病理病因相当复杂，医疗水平虽然在不断进步，但是还没有达到凡病都可以治疗的境地，我们不应等到病已经产生再治疗，而应从平时的生活习惯做起，注重养生，把学到的医疗知识用于养生上，从治"未病"开始，达到不治而治的目的。这既是人们应该懂得的道理，也是医生们应该掌握的医理。另外，在中医学的实际教学方面，对古典医学文本的解读应立足于自身体验，采取灵活多样的方式。

6 中医古籍情感隐喻的概念化及其语言表征

情志致病是中医古籍的核心内容之一。中医病机病理理论体系里无处不涉及七情与人体健康的关系。因此，涉及七情致病的表述就会涉及语言学上的情感隐喻概念。情感隐喻是中医古籍中的重要概念，情感隐喻思维是古代医家的基本思维之一。

6.1 中医古籍情感隐喻的概念界定

彭聃龄（2001：355）认为情绪和情感是人对客观事物的态度、体验及相应的行为反应，它包括刺激情境及对其的解释、主观体验、表情、神经过程及生理唤醒等内容。情感是人类最普遍、最重要的人生体验，人的认知和情感是相互影响并相互作用的。情感常被看作缺乏概念内容的感觉，但是除了所感觉到的，我们也强加了一种理解：在所感觉到的感觉之上，当我们依照情感行为时，我们的行为不仅是基于感觉，而且还基于理解。情感概念就是那些很抽象的概念的明显实例，并且还有明显的身体体验基础（Lakoff 1987：377）。孙毅（2013：105−111）认为情感是抽象、模糊或难以表达的感觉，看不见摸不着，缺乏物质形象特征和联系，复杂异常，人们为了生动形象地描摹和理解自身情感，经常将其隐喻化，即情感隐喻。有些情感或情绪由于暗含在叙述的文字里而没有直接表述出来，所以容易被人忽略。因此，孙毅强调情感隐喻的特点，即"并非构建于源域与靶域之间真实而直接的相似性，而是基于这些物体所附带的积极或消极的评价意义"（孙毅 2013：105−111）。

笔者把中医古籍文本里的情感隐喻概念界定为：人们为了生动形象地描摹和理解自身情感而对涉及的范畴进行概念化时所暗含的有情绪和感情的隐喻。比如医家在叙述某种疾病时，会自然透露出或喜或忧，或恐或思的感情或情绪：

〔例 6〕东方青色，入通于肝。（《素问·金匮真言论篇》）

初看这句话是在描述肝的功能，没有情感可言，而如果我们知道肝属木，木是青色，木储存水和产生二氧化碳，映射肝生血储血的功能，就可知整句话暗含了"肝很重要"的信息意象：如果不养肝护肝，或肝脏被破坏，人就像树木一样会枯死，后果不堪设想。五行属性里，"东"对应青色，五化中是生，五行中是木，五脏中是肝，情志中是怒。因五行属性相互联系并相互影响，"东方青色，入通于肝"必然暗含了医家强调肝的重要性的态度，在表面叙述其功能时不免透露出对如果不保护好肝就如青色变枯黄这样的"忧"的情绪。在大多数中医古籍里，医家在叙述生理病理、病机的时候，就掺杂着对生命现象的认识和态度，对生理、病理的积极现象会透露出"喜"，对生理病理的消极现象自然流露出"忧""悲"或"恐"，对不明原因的现象会透露出"思"。按照以上定义，中医古籍里的语言几乎都涉及情感隐喻，所以情感隐喻是中医古籍文本语言的最大特点之一，也是构建中医理论语言体系的主要认知工具。

6.2 情感隐喻产生的认知机制

隐喻在事物范畴的概念化中起着重要作用，"表达情感的语言绝大部分是隐喻化的"（Kövecses 2000：5）。隐喻是人们用一具体事物来理解另一抽象事物的重要认知方式，情感隐喻是用具体的事物来理解抽象的情感经历和体验认知，其产生有一定的认知机制。在情感隐喻的认知机制下，人们把已知熟悉的事物作为源域（source domain），向抽象的情绪和感情范畴目标域（target domain）进行系统映射，其中经历的心理空间以及形成的拓扑（topology）图像在系统映射过程中遵循不变的假设原则。王寅（2006：476）提出隐喻五位一体的认知机制，即认知主体、本体、喻体、喻底、语境。隐喻意义是这些因素在动态综合作用下的结果，只有全面分析和考虑这些相关因素，才能较好地理解隐喻。情感隐喻的意义也是这些因素动态综合作用的结果，也只有全面分析和考虑这些相关因素，才能较为准确地理解情感隐喻。

以"东方青色，入通于肝"为例来说明情感隐喻意义产生的认知机制：图6-1中，源域中的"青色、枯黄、枯死"等描述的都是人们熟悉的已知事物，即树木；目标域中的人体器官肝是人们不熟悉的事物，因为肝脏在人体内，人们虽然知道肝的存在，却看不到肝的形状，因此，肝脏属于抽象的事物。肝脏是人体的重要器官，它和树木一样具有生命力和相应的生理功能，比如储血、生血等。树木青色意味着树木营养充足，这种情形映射人体肝脏功能正常，能运行储血、生血的重要生理机能；树木枯黄意味着树木水分或营养不足，这种情形映射人体肝脏功能衰退，不能正常运行储血、生血的重要生理机能；树木枯死意味着树木失去了水分，这种情形映射人体肝脏已经失去正常的生理功能，肝脏停止运作，人就死了。在这三个阶段的映射过程中，第一阶段的映射让人感到心里舒畅、喜悦，第二阶段的映射令人担忧，第三阶段的映射令人感到悲伤和惊恐。由此可见，情感隐喻认知的产生实际上就是一个情感概念化映射的过程。

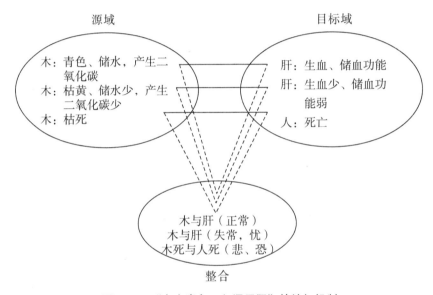

图6-1　"东方青色，入通于肝"的认知机制

6.3　情感隐喻产生的认知语境

言语交际的环境是由一系列和言语交际密切相关的主客观因素构成的，这些因素使语言得以表达特定的意义。对任何语句的理解都不能脱离其所处的具体语境（文旭，徐安泉 2006：130）。不同的民族有不同的文化传统，即便是同一个概念，在不同的文化中也可能有不同的理解。Lakoff（1987：295）认为各个民族的概念隐喻并不一定都一样，也就是说不同的民族对于同一抽象概念可能会借助不同的隐喻来加以认识。在春秋战国时期，人们大多只能对疾病进行直观认识，对动物和人体器官进行解剖观察。对这些直观感受以及对生命活动的切身体验进行总结、归纳并把抽象的医学现象形象化，就形成了像《黄帝内经》这样可以传承的医学理论典籍。在这一过程中，对于复杂的生命现

象，医学家运用大量的概念隐喻（其中包括情感隐喻来解释），以当时盛行的五行、阴阳、四时、五脏、六经、精气为理想的认知模型，去映射那些具有相似之处却不易表述的抽象概念，因而产生了"七情"之说，这些概念在叙述生理病理、病机的时候会被直接提到，或暗含在各种叙述里。

6.4 中医古籍情感隐喻的类型

语言学里的核心情感隐喻主要是指 Kövecses（2000：4）所给出的由表情感的核心词汇构成的概念隐喻，如 hope，pride，anger，fear，sadness，lust，surprise 等，这些表情感的核心词汇可与中医里的七情即喜、怒、忧、思、悲、恐、惊相对应。由这七个词汇构成的概念隐喻在中医古籍里纷繁复杂，所以在对其分类时只能依据情感隐喻的总体特点进行，而不是按照七情的概念进行分类。

隐喻一般涉及两种不同认知范畴的事物，具备两个特点：一是有两个对象实体，二是两个对象实体属于不同的领域。中医古籍中的隐喻可谓无处不在，如《黄帝内经》，仅从"内经"的字面意思就可以看出其基本的思维和认知方法——藏象。张介宾将之诠释为："象，形象也。藏居于内，形见于外，故曰藏象。"藏象遵循"有诸内必形诸外"（《孟子·告子上》）的原理。藏居于躯体之内的脏腑组织是生命活动的物质基础，脏腑组织的机能活动是生命的内在本质，这些都会通过体表的各种现象得到体现和表达。藏象体现的就是一种隐喻思维方式。五脏理论的情感隐喻最为明显。笔者把古人通过感性体验和实践之后概念化抽象的范畴列为情感隐喻，原因是中医古籍里抽象现象的概念化参与了人们对疾病的主观认知且富有情感色彩。

下文将基于认知语言学视角，从人类熟悉的认知环境的几个方面出发，以空间方位、天气、颜色、数量、液体、生理器官及运动等为研究对象，根据隐喻喻体的性质和形态变化列举几种典型的情感隐喻并说明其功能。几种情感隐喻类型之间的逻辑顺序是按照人们从认知自然环境到确定自我（ego）的由远及近的空间顺序展开的。

6.4.1 方位情感隐喻

方位情感隐喻给出了一个空间概念，比如 HAPPY IS UP（喜是向上），概念 HAPPY 被给予 UP 的概念事实，导致了像"I'm feeling up today（今天我很开心）"（Lakoff & Johnson 1980：14）这样的表达法。方位情感隐喻是以空间概念为源域向其他目标域映射并获得抽象意义的认知过程。它不是以一个概念来建构另一个概念，而是通过空间概念如"上下""内外""前后"等来理解非空间概念所构成的隐喻，它把一些空间关系与特征映射到非空间关系和特征上来（鲁玲萍 2014）。Lakoff 和 Johnson 提出的 HAPPY IS UP（喜是向上）和 SAD IS DOWN（悲是向下）与中国文化里的语言表达几乎是一致的，如表 HAPPY IS UP 的"高兴得跳起来""欢呼雀跃"等，表 SAD IS DOWN的"垂头丧气""情绪低迷"等。但中国文化更多的是把"怒"等喻为"气"，这一点在《黄帝内经》中也有诸多运用。最为显著的如：

〔例 7〕怒则气上，喜则气缓，悲则气消，恐则气下，寒则气收，灵则气泄，惊则气乱，劳则气耗，思则气结（大怒则使气上逆，大喜则使气舒缓，悲哀则使气消损，恐惧则使气下沉，遇寒则使气收敛，遇热则使气外泄，受惊则使气紊乱，过劳则使气耗散，思虑则使气郁结）。（《素问·举痛论篇》）

《素问·阴阳别论篇》里的"阴争于内，阳扰于外"，是用人们对战争状态的各种描述词汇如"争""扰"来映射人体内环境不协调的疾病状态和忧虑紧张状态。在《黄帝内经》里，表方位的情感隐喻不胜枚举，尤其在阐述生理、病理部位时，多半都采用方位情感隐喻，方位情感隐喻对中医理论体系的构建起着非常重大的作用。由此可见，人类在对时空的感知和语言的建构过程中发挥着中心作用，人们将自我（ego）置于宇宙的中心，然后以此为参照，形成视角（perspective），确定上下、前后、左右、高低、近远、中心等概念（Miller & Johnson-Laird 1976：395）。

6.4.2 天气情感隐喻

《黄帝内经》完整地提出了六淫——风、寒、暑、湿、燥、火。这六淫都是人们熟悉的与天气相关的自然现象，也是导致或影响人们生老病死的重要因素。《黄帝内经》中有大量的与天气相关的情感隐喻，以说明比较抽象的概念。如《素问·风论篇》里"风者善行而数变"，把自然界无形流动、瞬息变化的"风"映射到引起人体发热、恶风，具有游走不定、变化多端等特征的致病因素；《灵枢·营卫生会》里所提到的"上焦如雾"，以自然界空气中水汽凝结成的细微水滴悬浮于空中的状态即"雾"，来隐喻人体的心肺脏腑将营养物质灌溉输布全身的生理功能。《黄帝内经》中有很多与天气相关的情感隐喻，尤其在《素问·至真要大论篇》和《素问·阴阳应象大论篇》中，随处可见运用人们熟知的天气状况来阐释与天气状况相关的人体生理病理的抽象概念——情感隐喻的例子。如六淫致病：

〔例8〕风胜则动，热胜则肿，燥胜则干，寒胜则浮，湿胜则濡泻（风邪太盛，就会使人体痉挛摇晃；热邪太盛，就会使人体出现红肿；燥邪太盛，就会使人体发生枯萎；寒邪太盛，就会使人体出现浮肿；湿邪太盛，就会造成泻下稀水的濡泻）。（《素问·阴阳应象大论篇》）

自然界的风映射人体伤风、中风，风动映射人体中风之后的痉挛摇晃；自然界的热映射人体为热邪所伤，受热膨胀的物理变化映射人体红肿热痛；自然界气候干燥映射人体水分缺失；自然界的寒冷气候映射人体受寒邪所伤，天寒则人会增衣，冰雪会增厚映射人体冻伤后会浮肿；自然界的潮湿映射体内的湿气积滞，潮湿的环境状态映射体内被湿邪所伤的表现。所有这些映射都透露出医者对过盛的风、寒、湿、燥、热的惧怕。

《黄帝内经》中四季和天气结合的映射更加巧妙，如：

〔例9〕冬伤于寒，春必温病；春伤于风，夏生飧泄；夏伤于暑，秋必痎疟；秋伤于湿，冬生咳嗽（人在冬季如果被寒邪所伤，到了春季就容易患上温病；在春季如果被风邪所伤，到了夏季就容易患上飧泄；在夏季如果被暑邪所伤，到了秋季就容易患上疟疾；在秋季如果被湿邪所伤，到了冬季就容易患上咳嗽）。（《素问·阴阳应象大论篇》）

这个例句把隐喻的基本判断标准体现得淋漓尽致，即两个不同的认知范畴在一定的相似性和联想性基础上的系统映射。例句利用天气自然现象在相似性的基础之上来映射人体因季节气候变化而产生的病变。如"冬伤于寒，春必温病"一句以冬春季节及寒温自然变化来映射人体在相应环境下的变化，以及这种变化对健康的影响。古人通过自身体验和当时的文化背景，尤其是和他们息息相关的天文地理知识来阐释生理病理现象，无意识地将对疾病的害怕恐惧之情感和态度概念化。人类只有通过头脑中的概念范畴才能接触现实，反映在语言中的现实结构是人类心智的产物（王寅 2006：296），也是人类体验的结果。

6.4.3　颜色情感隐喻

对颜色的研究是认知语言学的一个重要方面，颜色是人们认知世界的重要方式之一，在中医五脏理论学说中颜色具有很重要的地位，尤其是在"望、闻、问、切"的诊断过程中，对颜色的观察尤为重要。自然界有颜色，人也有颜色。人们的喜怒哀乐往往通过面部表情表现出来，如"涨红了脸""铁青着脸""嘴唇发白"等。用颜色来表达抽象情感的隐喻在《黄帝内经》里有很多，这些隐喻用人们熟悉的自然界颜色来表达有相似性的抽象情感概念。例如：

〔例10〕东方青色，入通于肝……南方赤色，入通于心……中央黄色，入通于脾……西方白色，入通于肺……北方黑色，入通于肾（与春相应的东方青色之气，进入人的肝脏……与夏相应的南方赤色之气，进入人的心脏……与长夏相应的中央黄色之气，进入人的脾脏……与秋相应的西方白色之气，进入人的肺脏……与冬相应的北方黑色之气，进入人的肾脏）。（《素问·金匮真言论篇》）

这里的五个方位所对应的五种颜色映射的是相应的脏器及其功能。"东方青色，入通于肝"，以东方青色之气映射人体肝脏的升降功能；"南方赤色，入通于心"，以南方赤红色映射人体心脏主血脉的功能；等等。为了更好地说明脏器功能，古人以方位颜色来隐喻难以描绘的抽象内容以及蕴含的情感，用熟悉的概念来描绘不熟悉的机理。这里的"青、赤、黄、黑、白"都具有情感隐喻意义，其中"青、赤、黄"是充满生气的，属阳，而"黑、白"代表忧伤，属阴。在此例中，医家借颜色不但叙述清楚了五脏的重要性和功能，同时还暗含只要遵循生活规律，身体五脏就会健康充满生气之意，此为"喜"，反之则"忧、恐、悲"。这些颜色情感隐喻也正好印证了"语言形式与这些现象、经验结构、认知方式等之间存在着显而易见的像似性关系"（王寅2006：294），即颜色与疾病的对应像似性关系。用颜色来表明生理病理功能，对"四诊法"的确立和普遍使用、对中医理论模型的构建都具有重大作用。

6.4.4 数量情感隐喻

《黄帝内经》中也有许多以情感隐喻表数量的典型词汇，即用人们熟悉的生理、自然范畴表示抽象的数的概念：

〔例11〕以欲竭其精，以耗散其真，不知持满。（《素问·上古天真论篇》）

此例中的"竭""耗散""满"都是表数量的词，在《黄帝内经》里它们是数量情感隐喻的典型词汇。

"以欲竭其精"的前提是把人体当作一个容器，指原本人体（容器）蓄满精气，但人在追求嗜欲时不节制，而使得精气减少。在这个容器隐喻里有两个对象实体，一是现实生活中的容器和液体，二是人体和精气，它们属于不同的概念范畴，容器和液体映射人体和精气。两者之间的关系表明人体不节制地嗜欲等同于容器受压，持续不节制的嗜欲等同于容器一直受压，直到几乎没有空间，这样，容器里的内容就跑出去了，容器里的液体就没有了，即枯竭。"以耗散其真"的"真"表示人体的元气，容器里的元气减少了，即耗散；"不知持满"隐喻人不知道节制嗜欲以保持体内精气满盈。节制嗜欲，生活有规律，人体这个容器就不会受外来压力，里面的精气就满满的，人就健康。这些表数量的概念是"人类在对外部世界种种现象的感知体验过程中才逐渐形成范畴、概念和思维，抽象出认知模型，建立认知结构，获得意义"（王寅 2006：287），医家以此表达人体生理病理的变化规律，指导人们保持身体健康，也透露出对不节制嗜欲这种行为的否定态度和为病人"忧""悲"之情绪。

6.4.5 容器－液体情感隐喻

我们每个人都是一个容器，皮肤表面为边界，皮肤里外为方向（Lakoff & Johnson 1980：29）。因此，我们可以说 BODY IS A CONTAINER（身体是容器）。中国文化背景下的中医语言同样把人体当作容器，同时也把人具有的喜怒哀乐当作液体，这个液体运动时就从人体这个容器里迸发出来。Talmy（2000）将力学原理运用于语言结构关系的研究，认为语言结构的主要区别表现在两个力实体的角色差异上：一个实体为动力体（agonist），是注意力的焦点，在互动中显示力的倾向；与之相对的另一实体则被称为对抗体（antagonist）。在容器－液体情感隐喻里，人体的皮肤表面也就是容器壁为对抗体，当两力发生对抗时，如果体内的液体获胜，那么液体就会经皮肤表面也就是容器壁迸发出来（Talmy 2000：413－414）。同样，身体里的每一个器官也都是一个容器（AN ORGAN IS A CONTAINER），器官里是液体，器官壁是容器壁，当两力发生对抗时，液体如果冲破容器壁，就会迸发出来，导致动荡不安；如果不能，那么就相对平静。如：

〔例 12〕勇而劳甚则肾汗出，肾汗出逢于风，内不得入于脏腑，外不得越于皮肤，客于玄府，行于皮里，传为胕肿。本之于肾，名曰风水（若有人自恃其勇，入房或劳力过甚，汗出于肾，若汗出适感风邪，汗孔骤闭，汗出未尽，其汗液向内不能回到脏腑，向外又不能泄于皮肤，而停留于玄府，流走于皮肤之中，以致形成浮肿。这种病的根源在于肾，又加感受风邪而成，所以叫作风水）。（《素问·水热穴论篇》）

以上描述是用日常生活中液体流动的物理现象映射脏器调控体液的相关病理生理现象。古人把这些较为抽象的体验现象情感化了，把体内的液体隐喻为能行走出入的活生生的有情感的人。此外，古人在用容器－液体情感隐喻来叙述医理时透露出对劳累过度的不满和担忧。

总的来说，中国的古人很早就已经学会了通过视觉、触觉等感知能力进行空间定位和空间概念化，他们无意识地把体内的体液与外界液体的物理现象相映射，对体液的生理病理变化现象进行形象化、概念化并加以描述，相关理论术语的概念化就是这样自然产生的。当然，这种情感隐喻在文本里根本没有情感词汇，读起来好像没有情感一般，就像潘震所论述的固化情感构式，即"该类构式经历了数次演变，已经词汇化或语法化，无法从其内部成分推导出其构式情感意义；或者说构式内并无情感词汇，而是由整体构式表达特定的情感，或赋予构式内部词汇相应的情感色彩……一般来说，大多数词汇本身并不具有情感色彩，但在特定的语言环境中可以产生某种情感因素，一旦脱离语境，情感色彩随即消失"（潘震 2014）。此种情感隐喻同后面要叙述的运动情感隐喻具有相似之处，我们暂且把此类情感隐喻称作为固化构式情感隐喻。

6.4.6 生理器官情感隐喻

用生理器官表达情感隐喻是以人类的生理机制为基础的，不管来自什么文化背景，人愤怒或高兴时都有一些相似的生理反应，但表达的方式因语言而异，不同文化背景的人可能会有不同的感受（鲁玲萍 2014）。Lakoff 和 Johnson（2003：50）提出"情感效应是身体接触（Emotional effect is physical contact）"以及"身体和情绪状态是人内在的实体（Physical and emotional states are entitles within a person）"，即外因可以通过内因起作用。这同样适用于中国文化，在中国传统文化背景里，《黄帝内经》中与生理器官相关的情感隐喻仍然为今所用并影响深远。如：

> 〔例 13〕怒伤肝，悲胜怒……喜伤心，恐胜喜……思伤脾，怒胜思……忧伤肺，喜胜忧……恐伤肾，思胜恐（发怒会伤害肝气，悲忧能平制怒气……过喜会伤害心气，恐惧能够平制喜气……思虑过度会伤害脾气，气怒能够平制思虑……忧愁过度会伤害肺气，喜气能够平制忧愁……恐惧会伤害肾气，思虑能够平制恐惧）。（《素问·阴阳应象大论篇》）

上例用器官功能的外在表现映射器官功能的相互关系。如用"怒"和

"悲"映射肝和肺的功能关系，因为在中医五行中，肝属木，肺属金，金能克木，所以才会有"悲胜怒"。怒、悲、喜、思、忧、恐等都是由人体五脏所表的外在情感，《黄帝内经》五脏理论里像此种与生理器官相关的情感隐喻极其丰富，足以表明隐喻是人们无意识地用自己熟悉的事物去认识新事物的一种思维方式。又如：

〔例 14〕阳胜则身热，腠理闭，喘粗为之俯仰，汗不出而热，齿干以烦冤，腹满，死，能冬不能夏（阳气偏盛，人体就会出现热象，腠理关闭，呼吸喘促艰难，须身体随呼吸俯仰才能使气息顺畅，不能出汗，体内郁热，牙齿干涩，心情烦闷，如果进而出现腹部胀满，就是死证，耐冬不耐夏）。（《素问·阴阳应象大论篇》）

上例里，古人除了用人体的部分器官功能隐喻对应的器官，用器官的外在表现隐喻内在功能，同时也隐喻了阳气偏盛的恶果和烦闷之情。身、腠理、齿、腹都是人体的生理器官，它们的种种生理表现完全基于人类对客观现象的感知体验，与人的生理构造密切相关。这些生理器官情感隐喻说明了体验和认知在语言形成过程中起着基础性和决定性作用。

6.4.7 运动情感隐喻

运动变化是宇宙万物遵循的总规律。《黄帝内经》认为包括人类在内的整个物质世界始终处在不停的运动之中，在阴阳五行的思维框架下。将这个运动规律概括为"升降出入"，并对此进行了深刻的论述（张登本、孙理军 2008：15）。其充满生机的情感隐喻论述如：

〔例 15〕出入废则神机化灭，升降息则气立孤危。故非出入，则无以生长壮老已；非升降，则无以生长化收藏。是以升降出入，无器不有。故器者生化之宇，器散则分之，生化息矣。故无不出入，无不升降（物体内部存在着生生不息的动力，称为神机；物体外形依赖气化的作用而存在，名曰气立。如果出入运动废止了，神机就要灭亡；升降作用停息了，气立也会危败。因此，没有出入，就不会又发生、成长、壮盛、衰老和灭亡；没有升降，就不会有发生、成长、变化、收敛和闭藏。所以升降出入运动，没有哪一种事物不存在。因而物体是气进行活动的器物，器物不存在了，升降出入也就不存在了，生化活动也就随之停止了。所以说任何物体，没有不存在升降和出入的）。（《素问·六微旨大论篇》）

在描述病机病理的过程中，古代医家不仅无意识地把身体映射为缩小版的宇宙，还把身体里的每一种器官都映射为小宇宙，借助宇宙的运动变化来阐释人体与各个器官的功能及其变化的过程。同时也无意识地把身体和生理的运动变化情感化，将人体的每一种器官都隐喻为有精神活动和运动行为并且有生死的"人"，强调运动的重要性，若违背这一规律，就会遭受死亡的"悲恐"。运动情感隐喻为中医里人体整体运动发展哲学观规划了蓝图，对人或器官活动的发生、发展、变化以及器官与器官之间相互联系和相互影响的运动和谐关系做了形象的描述，对中医整体理论体系和模型建构起着至关重要的作用，同时也印证了语言学家 Lakoff 和 Johnson（1999），Talmy（2000）等提出的基于人类对空间和运动经验的意象图式观的普遍性。

6.5　情感隐喻的概念化及分类

Kövecses（2015：189）认为语境产生隐喻，不同的语境使得人体神经映射路径（mapping circuit）不同而创造出不同的隐喻，而创造隐喻的主要普遍语境有四大类，即情景语境（situational context）、话语语境（discourse context）、概念认知语境（conceptual-cognitive context）和身体语境（bodily context），如图 6-2 所示：

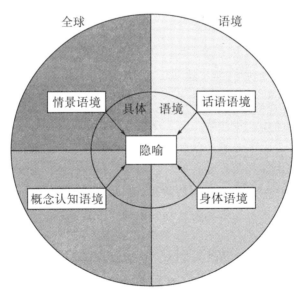

图 6-2　语境创造隐喻图示

　　同理，情感隐喻由语境创造产生，不同的语境创造不同的情感隐喻，不同的情感隐喻有不同的表现形式。情感隐喻主要由以上四种普遍语境创造，中医古籍情感隐喻由中医古籍里不同的文本语境创造，其表现形式一般分为两大类，即词语层情感隐喻和句子层情感隐喻。句子层情感隐喻的创造和实现主要通过语境意义体现。

　　中医古籍情感隐喻研究主要涉及词语层情感分析和句子层情感分析，即在具体文本语境中，直接含有情感概念符号的情感隐喻研究属于词语层情感隐喻，没有直接含有情感概念表征的情感隐喻属于句子层情感隐喻。如文本里直接含有词语层"喜"概念符号的情感隐喻叫词语层情感隐喻；文本里没有直接含有"喜"概念符号，但整个语境却有表"喜"概念意义的句子则属于句子层情感隐喻。分析词语层情感隐喻，主要是为了探析词语层情感概念在具体语境中的情感思维方式。分析句子层情感隐喻，主要是为了探析具有情感概念意义的整个句子在具体语境中的情感倾向性。我们也可以认为句子层情感隐喻是基于转喻的语境情感隐喻，因为句子层情感隐喻实现时没有直接的情感概念，而是通过情感的同义概念语境实现的。李岩（2014：4）认为"句子层情感分析是为每句话判断其情感倾向性"，该任务具体涉及句子情感倾向性的三元分类与二元分类。前者将句子的情感倾向性分为正面、负面、中立三类，后者则为主观性分类与情感分类。主观性分类指将句子分为主观句或客观句，而情感分类指将主观句的情感倾向性进一步划分为正倾向或负倾向。例如，"喜"和"悲"是情感层级系统里典型的情感两极，相对于负倾向"悲"，"喜"就是正倾向，二者属于不同的情感思维方式。关于句子层情感分析，李岩（2014：4）还强调"需要特别注意两个问题：一是一些客观句可以蕴含情感信息，如'这条河已经被污染了'；二是一些主观句并不表达正面或负面的情感，如'我觉得明天会下雨'"。

　　一般而言，情感表达有两种基本形式，一种是直接表达，另一种是描述性表达，中医古籍中的情感隐喻也不例外。在中医古籍中，各种情感是根据在不同语境下的不同概念化来分类的。具体的某一情感在不同语境下的概念化不同，充当的角色不同，其思维方式就不同，每种思维方式在具体语境中有相应的语言表征。

　　隐喻的基本含义是表征，而表征的根本点就是以此代彼，如以一代多、以部分代整体、以已知代未知（赵彦春 2011）。语言的表征性是用来界定符号或语言性质的，某一具体情感的语言表征是用来界定其符号性质的。如"喜"的情感隐喻语言表征是用来界定"喜"的情感隐喻性质的。正如赵彦春（2011）

所言，"我们之所以强调语言的表征性，是因为以表征性来界定符号或语言的性质，应该比理据性或任意性更具有概括力和包容性，因为理据性也好，任意性也罢，最后都要服从语言的表征性。语言不因为具有理据而具有更强的表征性，也不因为具有任意性而有所减弱"。某一具体情感隐喻的或显或隐的性质就是通过各种表征来体现的。

隐喻是人类的思维方式，概念隐喻无处不在。由于概念化一般通过概念隐喻的方式实现，所以抽象情感的概念化就是通过情感概念隐喻实现的。下面分类阐述《黄帝内经》里"喜"的概念化现象，以展示中医古籍情感隐喻的概念化过程。

6.6　词语层"喜"的概念化及其语言表征

Langacker（2000）指出，"概念化"这个概念应该从最宽泛的意义上去理解，它几乎包括各种大脑活动，其中重要的如：①原有的和新的概念；②抽象概念以及直接的感觉、运动和感情经历；③非即时的、逐渐展开的概念；④对物理、社会和语言语境的完整把握。简言之，语言意义被看作物理体现，是以社会文化为基础的人脑心理活动的结果（束定芳 2016：3）。因此，概念化是人类主体客观化的结果，处于不同的物理世界，有着不同的精神体验、不同的社会文化基础的人对同一概念会有不同的概念化认识，这就是概念化具有动态特征的原因之一。动态性是概念化的本质特征，概念化是随着加工时间而产生、发展和变化的动态过程。对同一情景的概念化，如果其发展方式不同，那么结果就不同。另外，Lakoff 和 Johnson（1999：49）认为"概念是经由身体、大脑和对世界的体察而汇聚的，并只有通过它们才能被领会。概念是通过体验，特别是通过感知和肌肉运动获取的"。因此，本书对"喜"情感概念化的分类一方面是基于笔者对《黄帝内经》的反复研读、理解、切身体验和感知，结合自身语言学和哲学背景以及对传统中医的了解进行的；另一方面是基于 Kövecses（2000）对"happy"（喜/高兴）的分类情况进行的。总体而言，对"喜"情感概念化的分类是建立在人类共性认知基础上并体现个体差异性认知的分类。

情感概念化的过程就是情感隐喻映射的过程，即情感隐喻进行的从源域到目标域的映射过程。概念化映射包括实体对应映射和认识论对应映射。因此，分析词语层"喜"的情感概念化就是分析概念符号"喜"在具体语境下是如何从源域到目标域的。以 Kövecses（2000）对"happy"（喜/高兴）的分类情况为参照，并根据"喜"在不同具体语境下概念化的不同角色，《黄帝内经》里词语层"喜"的情感概念化可分为九种。

6.6.1 喜是生理功能

喜是生理功能，即 XI IS VITALITY。"喜"属于人必须拥有的一种生命力，也是一种正常的生理功能。这种概念化的"喜"的情感隐喻在《黄帝内经》文本中的具体体现和表征如：

〔例 16〕人有五脏化五气，以生喜怒悲忧恐。（《素问·阴阳应象大论篇》）

根据 Lakoff 和 Johnson 描述隐喻两域之间的联系公式"目标域是源域"（TARGET DOMAIN IS SOURCE DOMAIN），那么上述情感隐喻 XI IS VITALITY 的概念化中，XI 是目标域，VITALITY 是源域，源域 VITALITY 是人体的正常生命功能之一。源域与目标域之间的映射涉及两种类型的对应——实体上的对应（ontological correspondences）和认识上的对应（epistemic correspondences）。实体上的对应是指源域的要素与目标域的要素之间的对应，认识上的对应是指源域里要素间的关系与目标域里要素间的关系之间的对应。在源域向目标域的映射过程中，不管是实体对应映射还是认识对应映射，都是基于实体事物与抽象事物之间的某种相似性或相似性关系。基于相似性或相似性关系，XI 和 VITALITY 之间的映射也涉及实体上的对应映射和认识上的对应映射（见表 6-1）。

表 6-1 喜是生理功能

源域：VITALITY（生理功能）	目标域：XI（喜）
实体对应	
软容器（soft container）	身体（body/individual）
能量	生理功能（人体内看不见的各种功能）
能量平衡	喜/身体健康（体内各类能量平衡）
能量过多，撑破容器	生病（体内能量平衡被打破）
能量不足，容器变瘪	缺乏喜/生病（体内能量平衡被打破）

源域：VITALITY（生理功能）	目标域：XI（喜）
认识对应	
人体有很多的生理功能，这些生理功能都在一个容器（个体）里	"喜"是人体生理功能之一
人体生理功能正常	人处于健康状况
生理功能处于亢奋状态就会透支身体，使身体处于生病状态	"喜"过度，给人体带来伤害
生理功能不足也会使人生病	没有"喜"，也会给人体带来伤害
人体是一个统一的有机体，过度和不足都不能使人处于健康状况	"喜"过度和不足都会给人体带来伤害

隐喻本质上是概念结构，情感隐喻也是概念结构。情感隐喻两域之间的对应被表征在概念系统里，同时在使用相同语言的人群中完全约定俗成。隐喻的又一概念本质是某种推理的结构可能从源域持续到目标域，情感隐喻也不例外。因此，在《黄帝内经》里，像 XI IS VITALITY 的概念化方式在认识论上的对应关系在以汉语为母语的人群里已经约定俗成，人们对其有共同的概念认知，但在共性认知基础上还存在个体差异。

6.6.2 喜是搏斗中的对手

喜是搏斗中的对手，即 XI IS AN OPPONENT IN A STRUGGLE。"喜"属于一场斗争中的对手或敌人，是与正能量相反的力量。此类概念化方式在《黄帝内经》的"喜"情感隐喻里是较为常见的，如：

〔例 17〕故喜怒伤气，寒暑伤形……暴怒伤阴，暴喜伤阳。
（《素问·阴阳应象大论篇》）

在此概念化"喜"情感隐喻里，目标域是 XI，源域是 AN OPPONENT IN A STRUGGLE。"喜"是身体健康的敌人或对手。人体健康与不健康这两种状况就像一场敌我双方的搏斗。在这场搏斗中，"喜"充当的是敌人或刽子手的角色，它打败正常的生理身体平衡，导致身体处于不健康状况（见表 6-2）。

表6-2 喜是搏斗中的对手

源域：AN OPPONENT IN A STRUGGLE（搏斗中的对手）	目标域：XI（喜）
实体对应	
战场（搏斗场地）	身体（各器官生存场所）
敌我双方	喜与人体自身免疫系统
敌人	喜
我（oneself）	人体自身免疫系统
敌我实力均衡	人体健康
敌人胜	喜胜（产生疾病）
我胜	免疫力过强产生疾病
认识对应	
人体体内随时都处于战争状态	人的身体就是一个战场
战争有敌我双方	"喜"是敌对角色
敌人或对手与人体免疫力间的对抗处于平衡状态	人体处于健康状态
敌人或对手占上风	"喜"打败人体免疫力（打破正常的生理平衡），人体处于疾病状态
人体自身的免疫亢进	人体处于疾病状态

在这种情感隐喻概念化里，人的身体就是一个战场，在战场上有"喜"和人体自身的免疫系统，这两者处于搏斗状态，当"喜"打败人体自身免疫系统并处于上风时，"喜"伤害人体而使人体处于不健康状态。

通过XI IS AN OPPONENT IN A STRUGGLE这种概念隐喻方式来概念化抽象情感"喜"（身体健康的敌人或对手），人们就能切身体会并理解情感"喜"在具体语境中的抽象意义。

6.6.3 喜是容器里的液体

喜是容器里的液体，即XI IS A FLUID IN A CONTAINER。这里的容器指的是人体。液体的特性是：没有自身的确定形状，是流动的，受容器影响，容器是什么形状，液体就是什么形状；具有一定体积，液体的体积在压力及温度不变的环境下固定不变；很难被压缩。从液体的特性可以看出液体与容器之间的关系，即液体的流动性受到容器的影响。液体与容器的关系映射到人体里的"喜"受人体影响，即"喜"是人体中的液体，如：

〔例 18〕喜怒不节，寒暑过度，生乃不固。(《素问·阴阳应象大论篇》)

在"喜"的这一概念化中，目标域是 XI，源域是 A FLUID IN A CONTAINER。"喜"就像是容器里的液体，在一定条件下它可以自由流动，过多会溢出容器，少了会逐渐干涸。所以，容器里的液体要适度才行。液体在容器里适中的状况映射人体里"喜"的适度，这时人体就处于健康状态；反之，人体就会生病，处于不健康状态（见表 6-3）。

表 6-3　喜是容器里的液体

源域：A FLUID IN A CONTAINER（容器里的液体）	目标域：XI（喜）
实体对应	
容器	身体
液体	喜
容器里液体太满	喜过度
容器液体渗漏，变干涸	喜不及
容器里液体适当	人体处于健康状态
认识对应	
水或液体在容器里	情绪或情感"喜"是人的生理现象之一，依托于人体
容器里的水或液体	人体生理功能"喜"
容器里的液体太多，会溢出	"喜"过度，导致身体失去平衡而生病
容器里的液体流出去，容器干涸	人体失去"喜"生理功能，处于病态，生命不保
容器里有适当的液体	人体生理功能保持平衡，处于健康状态

从表 6-3 中的认识对应关系看，人体生理保持平衡是健康的首要条件。人的情感或情绪"喜"是人体的生理现象之一。这种生理现象总是依托于人体，离开了人体就谈不上"喜"的情感或情绪。情感和情绪与人体的关系正如液体与容器的关系一样无法分离。我们还可以鱼和池塘里的水的关系为例来映射"喜"与人体健康的关系，即池塘里总要有一些水，鱼儿才能正常存活，池塘水太深、太冷或池塘已干涸，鱼儿都不能正常存活。此例说明"喜"过多或不及，人体都会生病，处于不健康状态。

6.6.4 喜是被捕猎的动物

喜是被捕猎的动物，即 XI IS A CAPTIVE ANIMAL。"喜"处于被其他事物控制的状态，就像是被俘虏的动物、被征服的对象，很被动。"喜"的这种概念化是一种相克情形。相生相克的语言形式在《黄帝内经》里随处可见。然而抽象情感"喜"的相克概念化语言表征形式不多，但其他情感如怒、忧、悲、恐、惊等的相克概念化表征形式较多。如：

〔例 19〕喜伤心，恐胜喜；热伤气，寒胜热；苦伤气，咸胜苦。
（《素问·阴阳应象大论篇》）

在这个语言表征例子里，可以看出"喜"为"恐"所征服，达到了"恐惧"能抑制"喜气"的结果。"喜"的这一概念化思维方式实际也可用人类与其他动物之间的战争关系来映射。在这种"喜"情感隐喻概念化形式中，目标域是 XI，源域是 A CAPTIVE ANIMAL（见表 6-4）。

表 6-4　喜是被捕猎的动物

源域：A CAPTIVE ANIMAL（被捕猎的动物）	目标域：XI（喜）
实体对应	
猎场	身体
动物	喜
猎人与动物	恐与喜
猎人追赶动物	恐与喜较量
猎人俘获了动物	恐战胜喜
猎人带回动物	喜被恐压制征服
认识对应	
猎人与猎物	恐与喜
猎人捕捉猎物	恐与喜博弈
被猎动物	喜
捕捉到了动物	喜被恐征服

从以上的概念化对应过程可以看出，隐喻语言来源于人们的生活经历和体验。世界上任何一个民族原初的时候都是通过捕猎来获得食物的，这是整个人类的共通性。因此，无论是英语还是汉语，用捕猎活动隐喻抽象情感概念的例子非常多，体现的是猎人和动物之间的争斗。又如：

〔例 20〕忧伤肺，喜胜忧；热伤皮毛，寒胜热；辛伤皮毛，苦胜辛。（《素问·五运行大论篇》）

上例中"忧""热""辛"为"喜""寒""苦"征服和捕猎的对象。英语如"His feeling of happiness broke loose（他的幸福感降低了）""She couldn't hold back her feelings of happiness（她抑制不住幸福的感觉）"，其中"feeling(s) of happiness"是人体毅力要克制和征服的对象。

6.6.5 喜是健康或令人愉悦的感觉

喜是健康或令人愉悦的感觉，即 XI IS A HEALTH OR A PLEASURABLE PHYSICAL SENSATION。此概念化也可表示为 HAPPY IS A PLEASURABLE PHYSICAL SENSATION，也就是说此概念化方式中的 XI 等于英语中的 HAPPY。"喜"的现代意义是"高兴快乐，感到身心愉快"，即一种令身体舒服的感觉或对健康有利的感受，其概念化过程是通过人体或人体器官的外在表现来实现的，或从人体的元气是否顺畅的角度来体验的。这种概念化形式在《黄帝内经》中的体现和表征如：

〔例 21〕余知百病生于气也。怒则气上，喜则气缓，悲则气消，恐则气下，寒则气收，炅则气泄，惊则气乱，劳则气耗，思则气结，九气不同，何病之生？（《素问·举痛论篇》）

这里，"喜"是人体之气达到顺畅时的情绪或情感表现。"喜"的此种概念化可以通过现实生活中同一容器里热水和冷水的比例来映射人体之气顺畅、受阻、平和的三种状态。此种"喜"情感隐喻里，目标域是 XI/HAPPY，源域是 A HEALTH OR A PLEASURABLE PHYSICAL SENSATION。

在现实生活中，水是人们每天必须使用和体验的最为熟悉的事物。因此，人们最能体会和理解冷热水之间平衡与否的自然状态。通过人们最为熟悉的事物来概念化抽象情感"喜"，较容易理解和接受。热水与冷水的关系映射人体内气的顺畅、受阻两种相反的状态，此外还有第三种状态，即热水与冷水的平衡映射人体里气的平和。这种状态是人体"喜"的状态，是有利于健康的最佳状态，也就是高兴、愉悦、快乐、欢喜状态。《黄帝内经》用这样的"喜"表

征和阐释人体生理的平衡状态。（见表6-5）

表6-5 喜是健康或令人愉悦的感觉

源域：A HEALTH OR A PLEASURABLE PHYSICAL SENSATION（健康或令人愉悦的感觉）	目标域：XI/HAPPY（喜）
实体对应	
容器	身体
冷水与热水	悲与喜
容器里混合有冷水和热水	人体里有悲和喜
容器里冷水多于热水	凉（悲过度）
容器里热水多于冷水	温（喜过度）
容器里冷热水比例等同或相当	不冷不热/恰到好处（人体健康）
认识对应	
容器里同时装有冷水与热水	人体里的气顺畅与否直接与人的情绪相关，气顺畅，不受阻，人的心情"喜"；反之，气不顺畅，受阻，人的心情"悲"
容器里冷水多于热水，水温偏低	人对水的感觉是凉
容器里热水多于冷水，水温偏高	人对水的感觉是热
容器里冷水和热水均等，水温均衡适度	人体感觉舒服、高兴、顺畅

6.6.6 喜是向上

喜是向上，即 XI IS UP。"喜"的意义为高兴、快乐、愉快。"喜"的此概念化过程主要通过人们高兴、快乐、愉快时的外在行为表征来实现。该"喜"与第五种"喜"概念化的出发点不同，前者概念化的出发点在于生理内在的平衡体征，后者概念化的出发点在于人体的外在行为表现。因此，"喜"的此概念化为"向上"，等同于英语中的 UP。此时的"喜"概念意义就是现代英语中的 HAPPY/JOY/ECSTASY。理解英语 HAPPY/JOY/ECSTASY 的概念化就理解了 XI 的此类概念化。XI IS UP 的概念化主要通过人体处于高兴、快乐、愉快时的外在表征和行为来实现。比如"他高兴得跳起来"这句话阐述"他高兴"时的行为表征是"跳起来"，"跳起来"这个动作是向上（UP）的；又如，"在生日会上，大家都欢呼雀跃"，这里"欢呼雀跃"所表现的行为仍然是"向上"(UP);再如,"恋爱就像正在绽放的玫瑰","正在绽放的玫瑰"的外在形象即向上、开放、美丽等,体现了处于恋爱中的人的愉悦。这些是现代语言中"喜"表"向上"的情形。《黄帝内经》里"喜是向上"的语言表征如:

〔例 22〕多阳者多喜,多阴者多怒,数怒者易解,故曰颇有阴,其阴阳之离合难,故其神不能先行也。(《灵枢·行针》)

《黄帝内经》里"喜"表现代意义上的高兴、快乐、愉快的实例并不多,因为《黄帝内经》是关于人体病理、病机以及治疗和养生理论体系的著作,更多涉及疾病如何产生、如何发展,人们应该如何预防以及如何治疗疾病等方面。面对疾病,人们往往表现出"忧""恐""悲"的情感,而非"喜"(高兴、快乐、愉快)。对于养生和疾病的恢复,"喜"(高兴、快乐、愉快)起着重大的作用。正因为如此,研究《黄帝内经》里的"喜"才有重大的现实意义,即"喜"(高兴、快乐、愉快)能在一定程度上起到治疗疾病的作用。"喜"的概念化过程能印证"喜"(高兴、快乐、愉快)对人体健康的重要性。人们要保持健康就必须保持喜怒有节,不能过度"喜"(高兴、快乐、愉快),也不能过度"怒",而应保持情绪稳定和平衡,不大喜大悲。

每一个空间隐喻都有其内在的系统性,XI IS UP 规约了一个连贯的系统;XI IS UP 属于空间中的方向隐喻,空间隐喻根植于我们的身体和文化体验;隐喻仅仅是通过实际的体验来理解概念的一个工具。因此,对于 XI IS UP 这种隐喻的概念化主要通过人体在高兴、愉悦、快乐、欢喜时的具体行为表现出来(见表6-6)。

表6-6　喜是向上

源域:UP(向上)	目标域:XI/HAPPY/JOY/ECSTASY(喜)
实体对应	
人的行为/事物形状各异	情感多种多样
向上	喜/高兴
跳起来(向上)	喜/高兴
手舞足蹈(向上)	喜/高兴
眉开眼笑(眉略微向上挑动)	喜/高兴
绽放的花朵(向上)	喜/高兴/甜蜜

源域：UP（向上）	目标域：XI/HAPPY/JOY/ECSTASY（喜）
认识对应	
人体的方向性行为或者事物的外在形状	可表示人的情感状态
人体的直立行为表示人的积极情感	高兴、喜悦
高兴得跳起来/手舞足蹈/开怀大笑	人喜悦时的行为
绽放的玫瑰	花儿向上的形状表喜/甜蜜/高兴

对 XI IS UP 的概念化是通过人们处于积极情绪时所表现的行为或事物处于积极美好状态时的外观来实现的。这种概念化方式仍然是从现实到抽象的映射，即从源域的行为状态映射到目标域的抽象情感。

6.6.7　喜是精神狂病

喜是精神狂病，即 XI IS INSANITY。"喜"是一种情志疾病，也可以说是一种精神狂病或疯病。这种概念化隐喻把人们得精神狂病时的外在表现喻为"喜"。得精神狂病的人一般失去理智，神志不清，多半处于妄想、幻觉、错觉中，有情感障碍、哭笑无常、自言自语、行为怪异、意志减退等表现，即使处于"喜笑颜开"状态，也不是人们真正高兴时的喜不自禁、喜眉笑眼、手舞足蹈、纵情高歌等。但是得精神狂病的人有时的行为确实和人们真正高兴时的行为很相似。这也是《黄帝内经》把精神狂病隐喻为"喜"的原因。这种概念化在《黄帝内经》中的具体语言表征如：

〔例 23〕狂者多食、善见鬼神、善笑而不发于外者，得之有所大喜，治之取足太阴、太阳、阳明，后取手太阴、太阳、阳明。（《灵枢·癫狂》）

这里的"喜"指精神狂病，其隐喻原理即以现实生活中精神狂病者喜怒无常的外在表现映射抽象的"喜"概念。在这种概念化中，目标域是 XI，源域是 INSANITY，其具体的概念化源于人们的生活体验和认识（见表6-7）。

表 6-7 喜是精神狂病

源域：INSANITY（精神狂病）	目标域：XI（喜）
实体对应	
外在行为表征	反映内在身体机理和情感变化
不正常行为	内在身体机理和情感发生不正常变化
外在行为可见	内在身体机理和情感不可见
可见的喜怒无常行为和外在表现	内在身体机理发生病变（由喜导致）
认识对应	
病人的行为或外在表现（可见）	人体内在机理发生病变（不可见）
病人的行为和外在表现	人体内在机理和情感变化的外在体现
病人的行为和外在表现不正常或倾向于喜怒无常	人体内在机理发生了病变
当某人不分场合一直做出"喜"的行为	人体内在机理发生病变而患有"喜"病

以上隐喻的认知概念化过程是通过人们高兴时的外在表现同患"喜"精神狂病的人的外在表现的相似性来完成的。这既体现了中医的取象比类思维，又生动形象地体现了语言学上的隐喻映射过程，同时充分说明中医取象比类的过程就是现代语言学所说的隐喻映射过程，进而说明了人类思维具有共通性。

6.6.8 喜是倾向性、经常或更大程度

喜是倾向性、经常或更大程度，即 XI IS AN INCLINATION OF OFTEN OR MORE。INCLINATION 有"prefer"（更喜欢，偏向）之意，也可以说是"like to do something"；"often"意为"常常，时常，经常"，表频率；"more"则意为"更多的，附加的，更多，此外，更大程度的"。"喜"表倾向性、频率较高、概率更大或是更大程度上。"喜"相当于现代意义的"喜欢、偏向、经常或大多数时候"。在先秦时期，语言表达还不够丰富，没有"经常"或"大多数时候"这些表程度的副词，便用"喜"来表程度或频率。"喜"情感的概念化表述"喜是倾向性、经常或更大程度"是《黄帝内经》的常用表达之一。现代社会生活中，"经常或大多数时候"也是"喜"的习惯性表达。古代的常用语也是现代社会的习惯性用语，这说明语言在历史发展过程中，普遍使用的语言始终会得到继承和发扬；同时说明了在古代语言文字发展还比较落后的时候，形容词几乎都充当副词使用，一词多性和一词多义的用法是普遍现象。"喜"情感隐喻的此概念化形式在《黄帝内经》中的具体语言表征如：

〔例 24〕血气者，喜温而恶寒，寒则泣不能流，温则消而去之，是故气之所并为血虚，血之所并为气虚。（《素问·调经论篇》）

"喜"是现代意义上的一种"喜好"或"偏爱、倾向"，也表时间频率概念的"经常"或数量概念的"更多"。"更多"和"经常"在此处的意思是一致的，只是分别突出数量和频率。人们对于此种隐喻的切身体验普遍存在，每个人都有"喜好"，所以此种隐喻比较容易理解。在隐喻映射过程中，目标域是XI，源域是 AN INCLINATION OR OFTEN OR MORE（见表 6-8）。

表 6-8　喜是倾向性、经常或更大程度

源域：AN INCLINATION OR OFTEN OR MORE（倾向性、经常、更大程度）	目标域：XI/HOBBY/BIAS（喜好/爱好/偏好）
实体对应	
头（脑袋）	喜
两个对称的肩膀	两个事物
两个肩膀与头有一样的距离并同等重要（好比天平）	两个事物同等重要（天平两端）
头偏向肩膀的一方	喜好某事物或倾向于此事物（此事物获得了注意力的倾向性）
头更大程度偏向或经常偏向肩膀的一方	更大程度喜好某一事物或倾向某事物（此事物获得了更多注意力，或者说获得了更多喜好）
认识对应	
人体的头部与两肩	一个人面对同等重要的两件事或物
因某种原因头总是偏向两肩的一方	更喜欢两件事或物中的一件
人体颈椎的病变或是神经系统的病变使头经常或更大程度偏向肩膀的一方	喜欢或偏向两者之一，可能是因为好看的外表、可口的味道、方便、芳香等
无论何种情况下，头经常或总偏向肩膀的一方	在所有事物中，更大程度喜好其中一事物或一些事物

以上隐喻概念化的实体和认识对应中，目标域是身体各个器官的生理特性，源域是身体的各器官。身体的各器官有自身的生命力和生理特性，在具体的隐喻映射过程中，各个器官（individual organ）被当作单独的人体（individual person）。各器官的生理特性有其喜好和偏爱，正如人对某些事物的偏爱。由于各器官偏好的生理特性看不见、摸不着，所以在分析"喜"概念化的映射对应时，笔者采用形象并容易理解的头与两肩之间的偏向关系来描述何为"偏爱"

（bias）、"喜好"（prefer）和"频率"（often）、"数量"（more）。

隐喻主体有的是整个人体，有的是人体内的各个器官，器官也是有生命的整体，像整个人体一样有其喜好、偏爱以及经常或更大程度上喜欢某物或某事。此类型"喜"的概念化映射过程表现了中医语言表达的生动奇妙和栩栩如生，同时也表现了中医理论的科学性、系统性和整体性。

6.6.9 喜是自然力量或致病因素

喜是自然力量或致病因素，即 XI IS A NATURAL FORCE OR PATHOGENIC FACTOR。"喜"是一种自然力量，这种自然力量如果超过了人体能承载的度就转变成一种致病因素（pathogenic factor），会对人的身体造成伤害（hurt）。这种"喜"类型的隐喻里，不管是自然力量还是致病因素都是抽象概念，只有通过平时的生活体验想象。其意象可以是：满满的、平静的一桶水放在那里映射身体的平衡、健康状态；过度"喜"代表过多的水注入已经满了的水桶，里面的水就会因为多的水溢出来，打破水桶原来的平静和平衡，导致水的动荡。这种情形映射过度的"喜"打破原来的生理平衡导致身体新生疾病；相反，长期处于压抑状态，即"不喜"状态同样会打破生理平衡，身体也会新生疾病。因此，中医认为身体各方面的平衡和协调是健康的唯一法则。在《黄帝内经》里，"喜是一种自然力量或是致病因素"这种概念化的具体表征如：

〔例 25〕其刺如毕，慎其大喜欲情于中，如不忌，即其气复散也，令静七日，心欲实，令少思。（《素问·刺法论篇》）

上例是《黄帝内经》文本里典型的不节"喜"（高兴、愉快）导致"喜"（致病因素）的语言表征。我们的生活离不开自然力量，有自然力量，人类才能生存。任何事物都有两面性，并且两方面可以相互转化。虽然自然力量是人类赖以生存的基础，但也可对人类产生伤害，如台风、地震、洪水的威胁等，所以人类在不断努力地发展科学以征服自然，控制自然力量。同理，人的存在离不开"喜"这种自然力量，因为人的存在总是伴随着感情和情绪。过度的"喜"或"不喜"正如自然灾害，会摧毁人的身体。所以人们应该努力锻炼身体以征服"喜"所带来的身体不平衡。此类"喜"概念化主要分析身体不平衡的过程，目标域是 XI，源域是 A NATURAL FORCE OR PATHOGENIC FACTOR（见表 6-9）。

表6-9　喜是自然力量或致病因素

源 域：A NATURAL FORCE OR PATHOGENIC FACTOR（自然力量或致病因素）	目标域：XI（喜）
实体对应	
水	情感
水有质量（重力）	喜
水桶里的水	人体有各种情感
水桶刚满	情感平衡（人体健康）
往已满的水桶里倒水	力量（喜）增多/打破情感平衡
水桶有缝隙，水流走	力量（喜）减小/打破情感平衡
认识对应	
自然力量或致病因素给身体带来的危害映射为水桶里的水过多或过少的现象	身体健康与否（情绪导致生理病变）
水桶里的水满	身体健康
当往满的水桶里倒水时，多余水的压力会使得水桶里的水溢出	过多的"喜"会打破原来的生理平衡，导致人体产生病变
满的水桶里的水因水桶有缝隙而逐渐减少，水桶慢慢干涸	人体会像水桶一样因为病变而慢慢枯瘦

在此概念化中，实体对应实际就是把人体（body）当作水桶（bucket），把人体内的各种器官的总和（organs）当作水（water），认识对应就是用水与水桶的关系映射人体与各个器官的关系。"喜"的此概念化过程中，看不见摸不着的自然力量（致病因素），只有基于现实体验并在其基础上通过想象才能被人们理解和接受。

以上对《黄帝内经》里直接含有"喜"的概念表征进行了尝试性分类，对各类概念化的实体对应和认识对应过程做了分析，体现出概念化的动态性和主观性特征。人的文化经历、对物质世界的认知、对环境体验的认知不同，对同一概念的概念化也就有不同的认知过程和结果，这是人类认知差异导致的，也是心理学上的认知-情感系统效应的结果，是语言意义被看作物理体现、以社会文化为基础的人脑心理活动的结果。总的来说，本节从认知语言学视角探索了古代人类对"喜"情感概念的认知过程和思维方式，可以为准确理解、翻译《黄帝内经》等古典医学文本中的情感概念提供较为合理的认知方法，具有一定的示范作用。

7 中医古籍情感隐喻的体验基础

　　体验哲学和以体验哲学为基础的认知语言学是当代语言学研究的主流方向和主要内容之一。到目前为止，关于隐喻的体验基础的研究已经有一定进展，具体成果如蒋敏（2015）、魏在江（2013）、张建理（2007）、王寅（2005、2008）等。但国内似乎只有孙毅（2013）的研究涉及情感隐喻的具身性本源问题，亦即对情感隐喻的体验基础从认知视角进行详尽的理论阐述。

　　对情感隐喻体验基础理据的研究迎合了后现代主义多维的理论价值取向，后现代主义的批判性、人本性以及建设性与体认性都和认知语言学的哲学基础——体验哲学是一致的。正是后现代主义多元化的批判性和建设性本质，使认知语言学在后现代主义视域里的研究更为深刻，朝着更科学的方向发展。尤其是认知神经语言学实证研究的出现和发展使认知语言学理论有了实证支撑，它打破了纯理论和纯体验的空间想象局面，因此本章将从后现代主义视角来研究情感隐喻的体验基础。

7.1 体验哲学与后现代主义的认知语言学概要

　　古希腊亚里士多德时代的个体体验哲学与20世纪80年代以来莱考夫和约翰逊提出的体验哲学有不一样的解释和理解。现代体验哲学"融入了概念源于体验的思想，把困扰哲学及语言学形式和意义的问题机理化"（王正元 2009：92）。现代体验哲学是后现代主义继承并超越现代性的一种体现，是彻底批判理性至上的结果。中国哲学家张世英（2007：45）评价后现代主义的语言观为"语言本身就是一种社会实践活动，语言同语言以外的社会因素如权力、道德、知识等不可丝毫分离，知识分子、文化人有知识分子、文化人的语言，统治者有统治者的语言，社会各阶层人有各阶层人的语言"。由此不难看出，体验哲学的语言研究非常强调实践。从后现代主义视角去研究情感隐喻的体验基础理据是一个全新的视角。

　　认知语言学家莱考夫和哲学家约翰逊在1980年合著了《我们赖以生存的

隐喻》一书，提出了一种全新的经验主义（Experientialism），反对传统的客观主义思想，强调经验在人生活中的重要性，认为隐喻是人们赖以生存的思维方式。在此基础上，两位大家于1999年再次合著了以体验哲学为核心的著作《体验哲学——体验性心智及其对西方思想的挑战》，正式提出了体验哲学（Embodied Philosophy）。明确提出体验哲学是对西方传统思想的挑战，是对传统客观主义的哲学理论的批判与超越。莱考夫和约翰逊提出了三大原则——心智的体验性、认知的无意识性和思维的隐喻性，其体验哲学理论基于现象学的体验观。现象学重返会说话的主体并提出了"主体间性"的概念，强调人的体验的重要性。属于现象学的体验哲学经历了洛克的经验主义、杜威的实用主义、梅洛-庞蒂的"己身"存在论、施密茨的身体现象学、普特南的主客互动的体验观等。从经历过程看，体验哲学的起源很早，或多或少存在缺陷或不足，所以不断地被后来人批判继承并发展超越。梅洛-庞蒂、施密茨以及普特南的观点较为全面并成为体验哲学的核心观点，其中最有影响力的是梅洛-庞蒂在《知觉现象学》中提出的身体知觉对于概念和命题形成的存在论观点，即概念和判断是知觉主体通过己身进行概念化和图式化的结果，人是通过身体的图式向物体、他人、世界开放并占有和分享世界的（王寅 2010：47）。这种观点是后现代主义认知语言学中成熟的体验基础观，为认知语言学的发展提供了坚实的哲学基础。

后现代主义的认知语言学观是对传统语言学的批判与超越。后现代主义是对现代主义思维方式的反叛，不再像现代主义那样总是期望统一性、有序性、一致性、成体系的总体性、客观性及永恒性，而是追求多样性、非连续性、非一致性、不完满性、差异性、零散性、特殊性、多元性、不确定性等（廖巧云 2013：8-9）。为了克服并超越以客观主义为基础的结构主义语用学等学科的局限，既以人本主义为核心又以体验哲学为基础的认知语言学应运而生并蓬勃发展。认知语言学坚持概念的（即主观主义的）语义观，认为语言形式的意义是大脑中被激活的概念，意义体现的是词与心智（mind）的关系，而不是词与世界的关系（刘宇红，吴倩 2013：71）。首先，认知语言学的这种观点是对传统客观主义语义观的彻底批判。传统的语义观把语言当作命名的机器，认为词的意义指向客观事物，与人无关，只存在客观世界，抹杀了人的主体性。其次，后现代的认知语言学的百科知识语义学也是对传统语义学的彻底批判。百科知识的语义观认为词或更大的语言单位是激活人类大脑开放式知识网络的触点，使人脑中庞大知识网络的一部分成为现实。这与后现代存在主义哲学家海德格尔的"语言是存在的居所"的观点如出一辙，打破了语言内与语言外的争执，把语言研究推向多元化。

7.2 情感隐喻的体验基础

认知语言学认为，语言是人们对自己的感觉器官和现实世界的互动体验进行认知加工逐步形成的，是主客观多重互动的结果（王寅 2008：8）。主客观多重互动是后现代主义的内容之一，对情感隐喻的体验基础理据的探究正适合在后现代主义的视角下进行。情感隐喻是隐喻的一种类型，也是人类的思维模式之一，这是对情感隐喻的基本认知。我们应该打破并超越对情感隐喻的传统定义或看法，在更宽泛、更多层次的意义上去研究。因此，仅从语言与情感思维研究或单纯语言研究角度探究情感隐喻这种思维模式的理据，是不能给出相对完整的证据来支撑情感隐喻的体验基础的。下面将从三个方面的理据展开探究。

7.2.1 认知体验理据

情感隐喻体验理据的后现代主义视角是对传统情感隐喻体验理据的批判与超越。人们一般认为文字中出现了"喜、怒、忧、思、悲、惊、恐"的字眼才是情感隐喻，但事实并非如此。认知语言学家 Kövecses 在《隐喻与情感》（2004：2）里明确说道："许多学者在论及情感语言时，认为情感语言仅有'愤怒''害怕''爱''欢乐'等一些词汇。我将挑战这种观点……并指明那些学者所认同的情感词汇仅仅是情感语言的一小部分。"按照 Kövecses 的理论，情感词汇有典型情感词汇与非典型情感词汇之分，属于不同层级的情感范畴，处于居中范畴的情感词汇属于基本情感词汇，基本情感词汇最为常用也最为活跃。如图 7-1 所示：

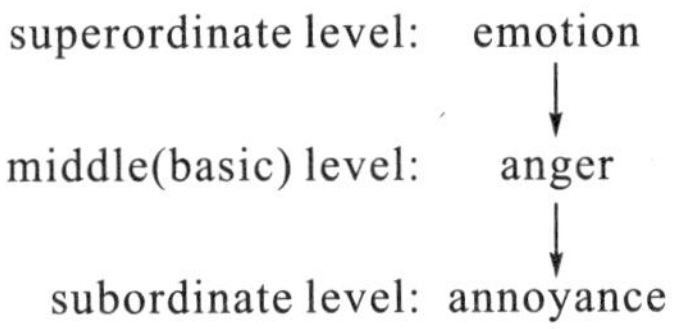

superordinate level: emotion

middle(basic) level: anger

subordinate level: annoyance

图 7-1　垂直层次中的情感术语（Kövecses 2004：3）

在现实生活中，居中（基本）范畴的词汇"anger"相对于它的上级范畴"emotion"和下级范畴"annoyance"活跃、典型得多，人们在语言里使用得也最多，所以"anger"就是这三个层级里表情感的核心词汇。"annoyance"

虽然也是情感词汇，但日常生活里很少使用。

　　语言之间有共通性，以英语和法语为核心构建的西方认知语言学理论同样适用于汉语，因为汉语也有对应的七个核心情感词汇。可以说情感隐喻和隐喻一样从古至今在现实生活中都是普遍存在的。下面从认知角度举几个对应的英语、现代语言、古代汉语例子来说明中西方语言在体验性问题上的共性，同时说明生活中情感隐喻的普遍存在。

　　　　〔例 26〕I've got the job, so I'm feeling up now.

　　　　〔例 27〕The bad news let him down yesterday.

　　　　〔例 28〕看到中国队赢了，大家都欢呼雀跃。

　　　　〔例 29〕听到不好的消息时，他的脸一下子沉了下来。

　　　　〔例 30〕怒则气上，喜则气缓，悲则气消，恐则气下（如果大怒
　　则使气上逆，大喜则使气舒缓，悲哀则使气消损，恐惧则使气下沉）。

（《素问·举痛论篇》）

　　日常生活中每个人都有切身的体验，不管是高兴还是悲伤，都会通过面部表情或动作行为表现出来，这些都是认知语言学情感隐喻的体验认知理据。但是，也有一些不容易理解的情感隐喻理据，尤其是在古代汉语中，如《素问·金匮真言论篇》中的"东方青色，入通于肝"。初看这句话是在描述肝的功能，没有什么情感可言，但如果我们知道肝属木，木是青色，那么就知道"东方青色，入通于肝"必然暗含了医家强调肝功能的重要性之态度。肝如果不被保护好，就如一棵充满生机的植物由青枝绿叶变成没有生气的枯黄色，面对此种情形，令人担"忧"之情绪油然而生。看到充满生机活力的绿色植物因为缺水或是被破坏而慢慢枯萎变黄的遗憾和惋惜心境，几乎每个人都经历过，这正好也印证了语言学者孙毅对情感隐喻特点的界定，即"从某种意义上讲，情感隐喻并非构建于源域与靶域之间真实而直接的相似性，而是基于这些物体所附带的积极或消极的评价意义"（孙毅 2013：105）。医家在正面叙述医学理论时，不免流露出自己对所涉及的物体或现象的积极或消极的评价。由此看来，从后现代主义视角去探析情感隐喻的体验理据，尤其适合探索晦涩难懂的古汉语中的情感隐喻。过去人们一再强调解释主义只忠实于原文的字面意义，只注重事物客观方面，忽略了其他相关背景知识以及与主观方面的关联。而后现代主义是对传统解释主义的超越，不但注重客观事实，还要忠实于原文，而且更多地从百科知识的角度去探究问题的本质，注重主观存在，此外情感隐喻在认知上本身就是比较主观的，因此，从后现代视角去探究情感隐喻的各种体验理据很合

理。就像前例"东方青色，入通于肝"，如果仅从解释学的角度分析，很难理解医家要表达的原意，而后现代主义从背景知识和人的切身体验和感受来探析句中所表达的医理和情感态度，这样兼顾主客观因素的解读会更真实、更全面、更忠实于原文。

7.2.2 心理体验理据

心理语言学是对语言的心理过程进行探索以进一步了解心智的本质和结构的科学，它和认知语言学是相互补充、相互促进的关系。以 Raymond W. Gibbs Jr. 和 Lera Boroditsky 等为代表的心理语言学家为心理语言学的发展做出了很大的贡献，同时为隐喻的理解提供了大量体验理据。正如 Lakoff（2012）所说："过去几十年里，心理语言学家提供了大量证据，不仅证明了固有隐喻的存在，更阐述了身体体验对于生成和理解隐喻的作用。"同理，那些实验也为阐述身体体验对情感隐喻的生成和理解的作用提供了大量理据。Gibbs（1994）以日常生活中的句子为例：

〔例 31〕I cann't stand my job.

运动情感隐喻里的隐喻动词"stand"对每个人来说都是熟悉并且有实际体验的，这个情感隐喻句也就不难理解了，句中言语者心里的不满、无奈、不高兴的情感无须解释就能自然明了。又如：

〔例 32〕爱情就像玫瑰。

熟知玫瑰的人都知道玫瑰漂亮、红艳、清香，给人的心理感觉是欢乐甜蜜的，因此，人们多用玫瑰来映射爱情，象征爱情的欢乐和甜蜜。也有人把爱情比作苦涩的咖啡，即"爱恋是咖啡"。慢慢地品味咖啡时，得到浓郁、芳香的味觉体验，可是也略带苦涩，用咖啡来映射爱恋蕴含丰富的情感，它甜蜜芳香却不是一切如意，爱恋中也许有坎坷，但总体还是美好的。对这种心理体验，相信恋爱过的人们都有切身感受，所以才会有这样一些情感隐喻。因此，认知语言学者赵艳芳（2001：21）认为"人类的范畴、概念、推理和心智是基于身体体验形成的，语言是人们通过感觉器官在体验世界的基础上经过认知加工逐步形成的，是主客观互动的结果"。在现实生活中，关于心理语言学的体验理据的例子很多，这里列举一些最为常见的，如：

〔例 33〕毛主席像太阳。

〔例 34〕时间就是金钱，要节约时间。

〔例 35〕 效率就是生命，所以提高效率非常重要。

〔例 36〕 老师就像蜡烛，照亮他人，燃烧自己。

〔例 37〕 知识就像灯塔，照亮人们向前进。

〔例 38〕 妈妈就像老虎那么凶。

〔例 39〕 你就是笨猪。

这些情感隐喻句都基于现实生活中人们所熟知的概念——太阳、金钱、生命、蜡烛、灯塔、老虎、笨猪等的切身体验和认识进行心理联想，进而诉诸语言表征。对于这些表达的产生，语言学家孙毅（2013）讲道："没有人类自出生起对外部世界及自身生理及心理的切实体验，就不会存在纷繁的情感表达。"人类自出生之后就拥有情感体验和情感隐喻思维模式，这就是生活中几乎无时无刻不存在情感隐喻性语言的原因。

7.2.3　神经体验理据

神经语言学家王小璐对隐喻认知的研究较为深入，她这样阐述隐喻认知与大脑的关系："隐喻思维是语言思维中的重要形式，其认知一定也必须在人脑认知大框架下进行，隐喻不仅是一种语言形式，更是一种思维现象。"（王小璐 2007：ⅰ）神经语言学家通过 ERP（Event-related Potential）或是 FMRI（Functional Magnetic Resonance Imaging）等现代科技手段从生物学意义角度对语言与大脑之间的关系进行实证化研究，并努力探索语言和大脑、语言和心智、语言与思维等的关系和奥秘。隐喻思维有其特殊的表现形式，神经语言学研究者通过现代科技手段来观察、比较人们说隐喻性语言与非隐喻性语言时大脑神经显微特性的不同情形。正是大脑对不同思维模式下的语言存在不同的运行机制，才会有莱考夫以体验为基础的隐喻神经理论。

语言的体验神经观点为解答许多传统的语言问题提供了一个系统的方法，同时也让我们更深刻地洞察语言塑造思维的方式（Feldman 2006：338）。隐喻句和非隐喻句是不同语言思维方式的体现。非隐喻思维直接反映现实生活或事物，而隐喻性思维要在体验的基础上通过具象的、熟悉的事物去映射抽象的、不熟悉的事物。两者的神经机制是不一样的。例如 Lacey（2012）列举的用于对比理解的非隐喻句和隐喻句：

〔例 40〕 Sam had a bad day.

〔例 41〕 Sam had a rough day.

〔例 40〕是人们对现实生活的直接描述，通过日常语言神经区域的处理，人们就能准确地理解该句，而〔例 41〕中的"rough"却要通过关于激发触摸（touch）和质地（texture）的感觉神经区域才能被准确理解，因此，隐喻句"Sam had a rough day"的理解建立在人类基本的感觉体验基础之上。由此可以看出，隐喻句的理解涉及神经区域多一些，并且建立在已有体验的基础之上。情感隐喻也是隐喻，情感隐喻的理解同样建立在体验基础之上。实际上，"Sam had a rough day"就是一个情感隐喻句，因为"rough"充满了强烈的情感色彩。

综上所述，笔者认为情感隐喻的体验理据在神经语言学方面能得到更科学和更突出的体现。神经语言学与认知语言学是互为联系、互为补充的关系。对情感隐喻体验基础理据的探究迎合了后现代主义多维的理论价值取向，后现代主义的批判性、人本性、建设性与体认性都和认知语言学的哲学基础——体验哲学是一致的。正是后现代主义多元化的批判性和建设性本质，使认知语言学在后现代主义视域下的研究更深刻、更科学。尤其是认知神经语言学实证研究的出现和发展使得认知语言学理论有了实证支撑，打破了纯理论和纯体验的空间想象局面。可以想见，认知语言学的理论与实践可在后现代主义视域下再创辉煌，不断超越。

8 中医古籍情感隐喻的意义构建

本章综合概述中医古籍《黄帝内经》中情感隐喻的意义构建，先以人们常用的概念整合理论为意义构建框架，以这种意义构建模式具体解析"喜"的意义构建，突出"喜"意义构建的创新点，引用和借鉴心理学上的认知－情感系统理论来弥补概念整合和心理空间理论对意义构建分析的不足；同时借鉴Fauconnier 和 Turner（1998，2002）提出的心理合成理论，说明心理合成理论对中国古汉语语言的意义构建同样具有阐释力。

8.1 概念整合理论框架下情感隐喻的意义构建及类型

中医古籍的作者在探讨和阐释人类生命现象及医学理论时，本能地运用了情感隐喻表达那些抽象、模糊、难以描述的概念和范畴，并带有自己对客观事物的体验、态度、看法。这些态度或看法往往隐藏在语言文字背后，只有准确理解作者的意图，才能把握作者的情感态度、看法以及其想要表达的真正意义。准确把握任何文字或学科语言都应具备相应的知识背景、文化储备以及一定的理解能力。当然，语言是情感概念的重要信息来源，情感及其概念表征不借助语言的指称就无法进行充分的解释（孙毅 2010：45）。中医古籍是怎样通过情感隐喻概念化和范畴化医学上那些抽象的情感概念和范畴的？其情感概念和范畴是如何构建意义的？笔者借助西方语言学家提出的心理合成理论来阐释并回答以上两个问题。

8.1.1 情感隐喻概念

Lakoff 和 Johnson（1980：5）认为隐喻的本质是通过一类事物或经验来理解和体验另一事物或经验。这里的一类事物是指已知事物，另一事物是指未知事物，即现代认知语言学对应的源域和目标域，源域和目标域属于完全不同的范畴。概念隐喻是在对抽象范畴进行概念化时，在遵循恒定原则的前提下，从源域到目标域的单向映射。在此前提下，我们可以说情感隐喻是概念隐喻的一种，因为情感隐喻同样遵循概念隐喻的原则，只是笔者认为情感隐喻更加模糊抽象。孙毅（2010：45）是这样描述情感隐喻的："兼有生物和社会属性的人类情感必须通过隐喻来概念化抽象的、无法触摸的、难以表达的感觉和体验。"

8.1.2　中医古籍情感隐喻的意义构建分类解析

概念整合是一种认知过程，在概念结构的意义构建过程中起着很大的作用。在不同的文化知识背景和情形下，人们对同一概念的理解和认识是不一样的，也就是说，概念结构在人们认知整合过程中的意义构建不一样。但是，自然界诸多相同的物理特征和人类共同的生理特性和情感体验决定了不同民族、不同语言背景的人们在表达抽象情感概念时有着不容忽视的共性（孙毅 2010：48）。基于人类在对情感隐喻进行意义构建的整合过程中的共性，Lakoff 和 Jonhson 把概念隐喻分为三类，即结构概念隐喻、方位概念隐喻、实体概念隐喻。其中，情感概念隐喻也是概念隐喻的一种。因此，本节在概念整合理论框架下解析《黄帝内经》中情感隐喻的意义构建时，也把《黄帝内经》中的情感隐喻划分为相应的三类，即结构情感隐喻、方位情感隐喻、实体情感隐喻。

8.1.2.1　结构情感隐喻

Lakoff 和 Johnson（1980：10）认为，结构概念隐喻一般都是"管道隐喻"（conduit metaphors），结构性概念隐喻语言有三种构建形式：思想（或信息）——客体；语言表达——容器；交流——传输。这些构建形式同样适用于《黄帝内经》里的概念隐喻，同时对古汉语里的情感隐喻也一样适用。如《素问·生气通天论篇》：

〔例 42〕因于寒，欲如运枢，起居如惊，神气乃浮（人体如果受到寒邪的侵袭，阳气就会像门轴在门臼内转动一样受到束缚而不能宣发卫外，起居之时就会因而烦乱不安，常常妄动，神气也会因而浮躁不定、向外越泄）。

在此，医家把思想（客体）放在词语（容器）里，而读者则将思想（客体）从词语容器中提取出来。其意义构建的整合过程如图 8-1 所示：输入空间Ⅰ"门轴"对应人体里的阳气，输入空间Ⅱ"门臼"对应的是身体，当人体受到寒气的侵袭时，阳气就不能正常上升并散发出去。在中医里阳气具有温、热、上升、散发等特性，而阴气的特性为凉、寒、下沉、收缩等。人们通过联想门轴转动受到门臼的束缚来映射人体的阴阳失衡状态：寒气（属阴，下沉、收缩）压倒了阳气，阳气不能上升、散发，就像受到束缚的门轴，这时人就会觉得烦乱不安，常常妄动，神气也会浮躁不定。

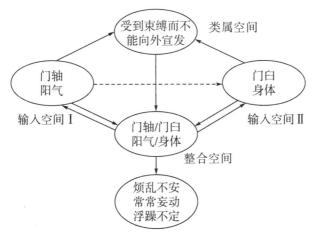

图 8-1 "因于寒，欲如运枢，起居如惊，神气乃浮"的意义构建图示

这个心理整合过程属于类属空间和意义构建的整合。在《黄帝内经》里，像这样用结构情感隐喻表达病机、病理生理的例子很多，又如身体不适时的烦、忧、恐等消极情绪的情感隐喻性表达：

〔例 43〕因于暑，汗，烦则喘喝，静则多言，体若燔炭，汗出乃散。因于湿，首如裹，湿热不攘，大筋緛短，小筋弛长，緛短为拘，弛长为痿。因于气，为肿，四维相代，阳气乃竭。（《素问·生气通天论篇》）

8.1.2.2 方位情感隐喻

空间方位包括上下、左右、前后、里外、深浅以及中心与边缘。在现实生活中，人类在认知世界的过程中习惯把空间的范畴和关系投射到非空间的范畴和关系上，借以把握各种各样的非空间经验，这种认知方式就是方位概念隐喻（孙毅 2010：46）。在《黄帝内经》里，很多表达情感的隐喻也采用空间方位来表示人类的心理特征。一般说来，上下关系是用得最为广泛的。

古汉语同样遵循 Lakoff 和 Johnson（1980：15）所提出的方位情感隐喻原则 "HAPPY IS UP; SAD IS DOWN" "CONCIOUS IS UP; UNCONCIOUS IS DOWN" "HEALTH AND LIFE ARE UP; SICKNESS AND DEATH ARE DOWN" "HAVING CONTROL OR FORCE IS UP; BEING SUBJECT TO CONTROL OR FORCE IS DOWN"。最为典型的例子如：

〔例 44〕怒则气上，喜则气缓，悲则气消，恐则气下（如果大怒则使气上逆，大喜则使气舒缓，悲哀则使气消损，恐惧则使气下沉）。（《素问·举痛论篇》）

此例中的方位情感隐喻意义构建如图 8-2 所示：

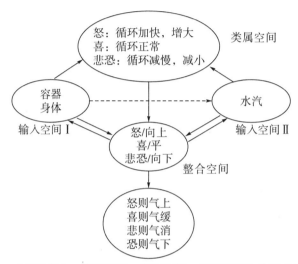

图 8-2　"怒则气上，喜则气缓，悲则气消，恐则气下"的意义构建图示

该图在输入空间Ⅰ和输入空间Ⅱ投射到类属空间时激活的联想是：人在发怒时血液循环加快，体温升高，这就好比容器里的水，温度升高体积会变大，而在同一容器里，温水较以前的状态上涨映射为身体里的气上逆，即整合成为"怒则逆上"；人在心情舒畅欢喜时，人体的血液循环就保持平衡状态，就像容器里的水保持平衡状态，此为"喜则气缓"的意义整合过程；人处在"悲""恐"情绪状态时，血液循环减慢，体温下降，正如容器里的水温度下降、收缩而体积减小、水位下降，这就是"悲则气消，恐则气下"的心理整合意义。在日常生活中，人们常用一些能够亲自体验的知识来理解较为抽象的、复杂的事物，参照熟知的、有形的、具体的概念来认识、体验思考无形的、难以定义的概念并做出反应，形成了一个不同概念之间相互关联的认知方式（赵艳方 2001：106）。

8.1.2.3　实体情感隐喻

Lakoff 和 Johnson（1980：25）定义实体隐喻为："具有物理对象（尤其是我们自己的身体）的经验为非常广泛的实体隐喻提供了基础，即把事件、活动、情绪、思想等看作实体和物质的存在方式。"从这个实体隐喻的定义可以看出，实体隐喻把事件、活动、情绪、思想等看作实体和物质的存在方式，可以说实体隐喻很多都是情感隐喻，较为典型的是 Lakoff 和 Johnson（1980：27-28）所提出的"THE MIND IS AN ENTITY""THE MIND IS A BRITTLE OBJECT""THE MIND IS A MACHINE"。这些思维模式同样适合于解释《黄帝内经》里情感隐喻的意义构建。《灵枢·百病始生》里的隐喻几乎都是实体隐喻，如：

〔例 45〕忧思伤心，重寒伤肺；忿怒伤肝；醉以入房，汗出当风伤脾；用力过度，若入房汗出浴，则伤肾（忧愁思虑过度则伤心，在寒饮寒食的基础上又感受风寒之邪，双重的寒邪损伤肺脏。恼怒过度则肝脏受伤。酒醉后行房事，汗出又受风，则脾脏受伤。用力过度，或行房事而大汗淋漓如同刚刚出浴，就容易损伤肾脏）。（《灵枢·百病始生》）

这些"忧""思""损""忿""伤"等核心情感词汇生动形象地表达了医家对生理病理、病机的看法和见解。以概念整合理论框架来解析"忧思伤心"的意义构建，如图 8-3 所示：

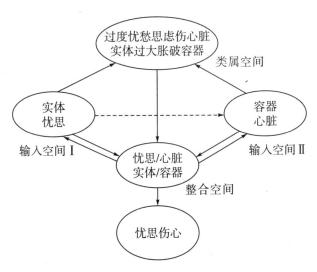

图 8-3　"忧思伤心"的意义构建图示

图 8-3 的心理联想整合过程是：实体物质映射忧思（THE MIND IS AN ENTITY），容器映射心脏，当实体比容器大却被强制装入容器时，容器会被胀破，此情形映射过度忧愁思虑，超过心脏能承受的压力，心脏会受损伤，由此便整合出"忧思伤心"这个概念。在整合过程中联想和背景知识相当重要，假如解构概念结构意义的主体没有经历过容器因过满而被胀破的情形，那么其

对"忧思伤心"进行整合联想的意义大概就不一样了。这点正好凸显了在认知语言学中体验的重要性,正如梅丽兰(2007:152)所说,情感隐喻既是经验结构与语言结构之间的自然联系,又是人的认识思维和语言表达共同发展的结果。

8.2　汉语特有的情感隐喻意义构建模式分析

《黄帝内经》中情感隐喻的词汇很多都涉及一词多义的理解,且这种多义现象的思维模式和其他的语种略有不同,在此只列举较典型的两种方式,即辩证式和复合包容式。受德里达解构主义思想影响,在概念整合理论框架下对《黄帝内经》里情感隐喻的分析、解释以及概念结构的意义构建过程解析都是在较为客观的理解前提下进行的,以实现意义解构的多元化为目的。

8.2.1　辩证式

《黄帝内经》中带有情感色彩的部分词汇的意义和古代汉语在生活中的一般意义有很大不同,即同一词汇有对立或者相反的意思,给人留下的情感或感觉也截然相反,这就是辩证结构式意义。就像英语里的"leave"一样,其"离开"与"留下"的二义是相反的。对《黄帝内经》中辩证性情感词汇意义的理解更多地依赖语境。如:

〔例 46〕肝疟者,令人色苍苍然,太息,其状若死者(患肝疟病,使人面色发青,善于太息,其面色青晦就如同死人状)。(《素问·刺疟篇》)

其中的"苍苍"是青灰色,指人死后血液停止流动而导致人体呈现青灰色。这里的"苍苍"会让人联想到死人的肤色,产生"恐"的情感。而《诗·秦风·蒹葭》中有"蒹葭苍苍",这里的"苍苍"也是青色,却是郁郁葱葱的青色、茂盛的青色。"蒹葭苍苍"使人联想到充满生机与活力、郁郁葱葱的蒹葭,不禁产生一种愉悦的"喜"之情感。在这种辩证的思维模式下,各义项之间的关系是对立或相反的。

8.2.2　复合包容式

在《黄帝内经》里,有些情感概念有多个义项,且各义项之间没有明显的相似性或关联性,和辩证式思维模式的意义构建存在很大差异。如:

〔例 47〕寒不甚,热不甚,恶见人,见人心惕惕然,热多汗出甚

（寒冷及发热都不太严重，害怕见到人，看见人就感到心中恐惧，发热的时间比较长，汗出也较多）。（《素问·刺疟篇》）

这里的"寒"指"凉冷的感受"。又如：

〔例48〕肺疟者，令人心寒（患肺疟病，使人感到心中发冷）。（《素问·刺疟篇》）

而在《黄帝内经》很多章节里"寒"却是指一种看不见的邪气——"寒邪"，这里的"寒"物质化了，而非一种感觉。如：

〔例49〕肾移寒于脾，痈肿，少气（肾脏的寒邪转移到脾脏，造成痈疮、浮肿及阳虚气少等病）。（《素问·气厥论篇》）

"寒冷"和"寒邪"，虽然都是"寒"，但是在各自语境下的意义却没有明显的相似性，因为前者是感觉，后者是致病物质，但这种关联性使人在心理空间上整合成一种不好的"忧"的情绪。这是同一种情绪所包含的不同意义。此种情形不但在《黄帝内经》里随处可见，在其他古汉语文献以及现代汉语里也很多。

心理空间理论解释了语言意义构建的过程，概念整合理论解释了语言意义构建的机制。虽然各民族生理结构一致，在长期的生产生活中形成的语言输入空间大致相同，但由于地理历史环境、传统文化底蕴不同以及心理认知模型差异，各形成了特有的认知心理空间和概念整合内容、方式。尤其在中国这个具有博大精深的传统哲学文化底蕴的国度，对医学经典《黄帝内经》意义的解构，首先要了解其独特的文化认知模型和文化环境以及当时的思维模式。同理，无论是对《黄帝内经》中情感隐喻的意义解构，还是对其意义构建的心理空间分析，都必须结合当时的文化背景、认知模型以及思维方式。总之，通过分析《黄帝内经》中情感隐喻的意义构建过程，可以从古汉语医学语言的角度验证由西方语言学家 Fauconnier 和 Turner 提出的心理合成理论的合理性与普遍性，说明心理合成理论对中国古代汉语的意义构建同样具有一定的阐释力。

8.3 情感隐喻在认知心理合成框架中的意义构建及其类型

中医古籍种类较多，我们无法对其中的情感隐喻在认知心理合成框架中的意义构建及类型一一进行阐述，下文将以《黄帝内经》里的典型情感概念"喜"为范例，对其在认知情感心理合成框架中的意义构建及类型进行深入研究，以窥全貌。

8.3.1 "喜"情感隐喻的意义构建

"喜"的意义构建与人们对"喜"的概念化直接相关。对于同一个"喜"的概念，不同的人可能有不同的概念化过程，也就有不同的概念化结果。对于这一现象，认知语言学认为这是人们的生活环境、认知背景和文化差异所致。这种解释在认知层面上是合理的、正确的。心理学将其解释为各人的个性差异，因此会有对同一概念的不同认知。这种观点出自 Mischel 的认知–情感系统理论。为更形象地表明《黄帝内经》里"喜"的意义构建，本节尝试以笔者基于认知语言学的心理合成理论和心理学上聚焦性差异的认知–情感系统理论的整合创建出的认知心理合成框架模型，形象直观地展现"喜"意义构建的共性和个体差异性。

8.3.2 "喜"情感隐喻的心理空间

人们在认知事物时有一个心理过程，在这个心理过程中产生的在线心理空间包括空间构建词、元素以及心理空间格网等组件，是人们理解和认知事物的关键。因此，要认知《黄帝内经》中的"喜"在不同语境下的具体意义和构建，首先应该了解在认知《黄帝内经》中的"喜"时的在线心理空间组件。

Evans 和 Green（2006：371）指出："根据心理空间理论，当我们在思考或者说话时，就建立了心理空间。这些心理空间是由激发新建心理空间的语言单位或在先前已构建的心理空间之间来回转移注意力的语言单位所构建，这个语言单位就是空间构建词。心理空间是在对话期间被构建的临时性概念域，这些空间包含很多实体元素。元素指的是被在线构建的实体，或是在概念系统里预先就存在的实体。"《黄帝内经》中就有这样的体现，如：

〔例50〕离绝菀结，忧恐喜怒，五脏空虚，血气离守，工不能知，何术之语（如因亲爱之人分离而怀念不绝，导致情志郁结及忧恐喜怒等，都可使五脏空虚，血气离守，医生如不知道这些道理，还有什么诊治技术可言）。（《素问·疏五过论篇》）

在此句里，"离绝菀结"就是整句的空间构建词，因为"离绝菀结"激发建立了一个心理空间或者医学情形，即因亲爱之人分离而怀念不绝，致情志郁结难解。"忧恐喜怒"和"五脏"都是此空间所涉的元素，如图8-4所示：

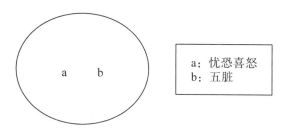

图 8-4　"离绝菀结，忧恐喜怒"心理空间构建元素

这里的"忧恐喜怒"和"五脏"是名词，忧恐喜怒是导致五脏生病的因素，由此可知"喜"是自然力量或致病因素（XI IS A NATURAL FORCE OR PATHOGENIC FACTOR）。

"一旦心理空间建成，它就与话语进行期间建立的其他精神空间相连接。在话语中任何给定的点都是空间之一的基础空间，可在这基础上继续展开构建新空间的那个点空间。当话语在进行的时候，心理空间内的网络或网格随着越来越多的图式被诱导进来，继而扩大并创建已生成空间之间的联系。"（Evans & Green 2006：374）心理空间网建立在基础空间之上，基础空间是心理空间网的基础和核心，是话语的起点，而正是有了心理空间网，话语才会不断地进行下去，再建立新的心理空间，形成一个发散的网状结构。基础空间与心理空间网的关系如图 8-5 所示：

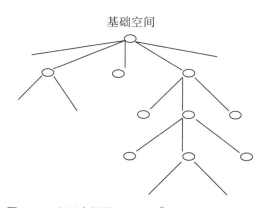

图 8-5　心理空间网（Evans & Green 2006：374）

图 8-5 中所有新创建的心理空间都基于基础空间，整个结构就是一个有逻辑关系的心理空间网，其中圆圈代表的是心理空间，线代表的是空间与空间之间的联系（Evans & Green 2006：374）。

《黄帝内经》在阐述生理病理、病机以及治疗、养生理论时有其逻辑关系，新话语的阐述都是在基础空间上展开的。如将〔例50〕完整展开，便是：

〔例51〕凡诊者，必知终始，有知余绪，切脉问名，当合男女。离绝菀结，忧恐喜怒，五脏空虚，血气离守，工不能知，何术之语（凡诊治疾病，必须了解其发病初期和现在的病情，又要知其病之本末，在诊脉问证时，应结合男女在生理及脉证上的特点。如因亲爱之人分离而怀念不绝，导致情志郁结及忧恐喜怒等，都可使五脏空虚，血气离守，医生如不知道这些道理，还有什么诊治技术可言）。（《素问·疏五过论篇》）

该例的心理空间网如图8-6所示：

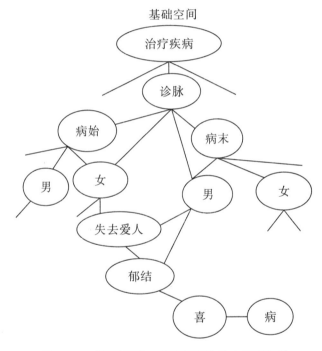

图8-6　"离绝菀结，忧恐喜怒"的心理空间网

图8-6中，心理空间网的基础空间是治疗疾病，然后在此基础上扩展创建了一系列的心理空间，话语在一瞬间会激起无数的心理空间，这个网络就是相互有逻辑联系的心理空间网。

总之，空间构建元、元素以及心理空间网是概念意义构建的前提，是概念意义在线构建必不可少的组成部分。《黄帝内经》里所有情感隐喻的意义构建都遵循心理空间网的动态生成情境。

8.3.3　"喜"情感隐喻的意义构建工作机制

Kövecses（2000：16）指出："到目前为止，我们已经看到学者们尝试对情感意义的认知阐释所使用的各种各样概念工具或元素。这些概念工具包括语义基元（组件）、隐含的性能、意义维度、脚本或场景，概念隐喻和转喻。"Lakoff 和 Kövecses（1987）则认为情感意义的认知阐释没有统一的概念工具。

"喜"情感隐喻的意义构建工作机制源于认知心理合成框架的工作机制和原理，"可获得信息空间"（available information space）是认知－情感系统理论的无限信息输入部分，也就是单个个体的人脑在无限的输入信息时的加工过程（编码过程）。人脑处理摄入信息，筛选与"喜"情感隐喻的意义理解有关键性联系的信息，输入整合空间的输入空间Ⅰ。输入空间Ⅰ是"喜"情感隐喻所涉及的关键原始信息，也可以说是隐喻的源域。输入空间Ⅱ是"喜"情感隐喻所涉及的关键原始信息的对应信息，也可以说是隐喻的目标域。"喜"情感隐喻所涉及的原始信息及其对应信息同时投射在类属空间（generic space）里，然后大脑神经系统对所有类属空间里的信息进行在线整合；此心理在线过程包括激发空间构建词与元素、心理空间网等一系列的动态心理活动。最后，整合心理行为在整合空间（blending space）里进行并完成，整合出个人对某一"喜"情感隐喻的意义构建。

在此，对于整合的心理空间和过程，笔者用大多数中国人都非常熟悉的隐喻例子——"毛主席像太阳"来阐释，图 8-7 就是在认知心理合成框架工作机制下"毛主席像太阳"的意义构建：

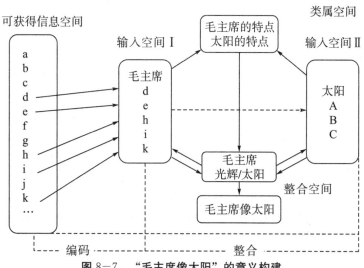

图 8-7　"毛主席像太阳"的意义构建

在"可获得信息空间里"里，从 a 到 k，甚至从无限的关于"毛主席"的信息中，由于个体文化差异、个性背景差异或每个人对毛主席的认识差异，关于"毛主席"就会摄入不一样的信息。图 8-7 所示只摄入了关于毛主席的标志性信息：d（领导中国人民解放了全中国）、e（伟大的思想家、政治家、革命家、文学家）、h（让全国穷苦人民当家作主并过上幸福生活）、i（让灾难深重的中国人从此扬眉吐气，屹立于世界民族之林）、k（中国的每个人都得到了毛主席的恩惠）。这些都是毛主席拥有的特点，这些信息通过个体大脑和心理编码筛选出来后进入输入空间I。太阳的显著特点主要包括这些信息：A（发光发热）、B（普照大地）、C（只给予光和热，没有回报与索取）。关于太阳特点的那部分信息进入输入空间II。输入空间I和输入空间II的信息在类属空间中进行在线对应。毛主席的特点和太阳的特点的相似性在人们的心理空间进行在线整合，于是就出现了"毛主席像太阳"的隐喻。同理，《黄帝内经》中"喜"情感隐喻的意义构建都是在认知心理合成框架工作机制下进行探索的。

8.3.4　各类型"喜"情感隐喻的意义构建

各类型"喜"情感隐喻的意义构建都是在认知心理合成框架中进行的。在意义构建过程中，我们构建心理空间，主要目的是表征关于各种事实语境（或虚拟语境）中的话语，心理空间被认为是话语中暂时的信息集合（张辉，杨波 2008）。意义构建的关键在于框架构建，而这些框架中的成分和关系在不同的心理空间中被连接在一起，产生对应编码组合，突生出新结构，整合出新的概念意义。

前面我们讨论了《黄帝内经》里"喜"情感隐喻有两大类：一类是词语层"喜"情感隐喻，另一类是句子层"喜"情感隐喻。词语层"喜"情感的概念化有九种类型，句子层"喜"情感的概念化只研究了两种类型。由于情感隐喻的意义构建基于概念化，在此对各类"喜"情感隐喻的意义构建进行探索时，我们先研究词语层"喜"情感隐喻的各种概念化意义构建，然后研究句子层"喜"情感隐喻的两种概念化意义构建。

词语层"喜"情感隐喻的意义构建涉及"喜"的各种概念化形式。词语层"喜"情感隐喻有九种概念化形式，因此词语层"喜"情感隐喻的意义构建就有九种类型。下面逐一分析和探究各种情感隐喻概念化的意义构建。[①]

8.3.4.1　喜是生理功能（XI IS VITALITY）

《黄帝内经》里有 12 个这种概念化的语言表征形式，我们挑选其中较为典

---

① 文中所有情感隐喻概念化的意义构建都基于认知心理合成框架工作机制和笔者的个体认知。

型易懂的例子在认知心理合成框架工作机制下对其意义构建进行探究。如：

〔例 52〕天有日月，人有两目。地有九州，人有九窍。天有风
雨，人有喜怒。天有雷电，人有音声。天有四时，人有四肢。(《灵
枢·邪客》)

此例句的意思是：天有日月星辰，正如人有两只眼睛一样是自然现象；地
上有九个州，正如人有眼、耳、鼻、口等九窍；自然界的天会刮风下雨，正如
人有喜有怒等自然生命力现象；自然界的天有打雷的声音，正如人有声音一
样；自然界有春、夏、秋、冬四季，正如人有两手、两脚一样。这就是中国传
统的天人合一、取象比类思维，现代语言学称之为隐喻思维。在认知心理合成
框架中，这种隐喻的意义构建过程如图 8-8 所示：

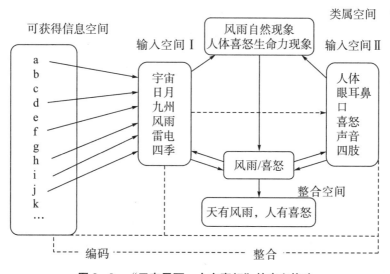

图 8-8 "天有风雨，人有喜怒"的意义构建

图 8-8 中，在可获得信息空间里，宇宙、日月、九州、风雨、雷电、四
季这些信息通过大脑在线编码被筛选出来，进入输入空间Ⅰ；输入空间Ⅰ对应
输入空间Ⅱ里关于人体的信息，如人体、眼耳鼻、口、喜怒、声音、四肢等，
这些信息同时进入整合心理空间中的类属空间进行在线对应，即自然界现象与
人体现象对应，天人合一。输入空间Ⅰ与输入空间Ⅱ具体的对应情况为：宇
宙——人体、日月——眼耳鼻、九州——口、风雨——喜怒、雷电——声音、
四季——四肢等。把自然界的现象与人体喜怒情志生命力现象进行对应后进入
整合空间，整合成"天有风雨，人有喜怒"情感隐喻中"喜"的意义，即"喜
是生理功能"。这里的喜怒并非欢喜和愤怒，而是指代整体上的人类情志活动，

是人类的情志生命力现象。

在认知心理合成框架工作机制之下，意义构建过程中的编码认知除了 Mischel 的心理学定义，即编码是对自我、他人、事件和情境进行分类或建构的单元，还有语言学上的定义，即体现个体认知差异的大脑在线编码过程实际是对语言本体的语法编码和语音编码，这个编码过程是认知主体根据自己的文化背景选择恰当信息概念的过程。本书涉及的大脑编码都是对中国古典医学文本信息的编码，因此，所涉及的信息一定带有中国古典文化、现代文化或医学文化等的印记。以下所有《黄帝内经》中"喜"情感隐喻各种类型意义构建中的编码过程都涉及个人文化背景认知，带有中国文化认知印记，认知同一概念时，不同的认知主体在编码过程中如何选择关键信息与其文化背景相关，认知的个体差异性因文化背景不同而表现出来。

8.4.3.2 喜是搏斗中的对手 (XI IS AN OPPONENT IN A STRUGGLE)

"喜"是正能量的反方向力量。《黄帝内经》里此概念化相对容易理解，因此，可任选一例语言表征来研究其意义构建的过程，如：

〔例 53〕故喜怒伤气，寒暑伤形。（《素问·阴阳应象大论篇》）

喜怒等情志变化可以伤身体元气，寒暑外侵可以伤害身体肉体。人体的这种伤害就好比一场搏斗，败者将受到伤害。其直观形象的意义构建过程如图 8-9 所示：

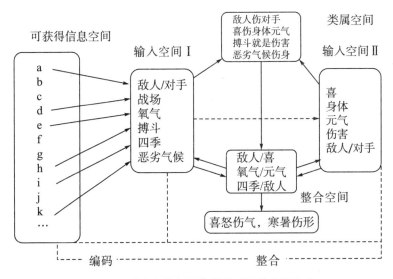

图 8-9 "喜怒伤气，寒暑伤形"的意义构建

图 8-9 中，在可获得信息空间里，敌人/对手、战场、氧气、搏斗、四季、恶劣气候这些信息是经过大脑编码成为被筛选出的关键信息，输入了整合空间的输入空间Ⅰ，对应的输入空间Ⅱ同时呈现出相应的信息，如喜、身体、元气、伤害、敌人/对手。输入空间Ⅰ和输入空间Ⅱ的关键信息对应为：敌人/对手——喜、战场——身体、氧气——元气、搏斗——伤害、恶劣气候——敌人/对手。紧接着，输入空间Ⅰ和输入空间Ⅱ里的关键信息对应后同时进入类属空间，在类属空间里就会呈现出这样的关系和意象：与敌人的搏斗正如喜与人体健康之间的较量，在这场搏斗较量中，敌人赢了意味着喜伤害了人体的健康，所以喜就是敌人。同理，恶劣的气候也是敌人，因为它伤害了人体。有了类属空间的对应连接，就进入最后的整合心理空间，得出"喜怒伤气，寒暑伤形"情感隐喻中"喜"的概念化，即"喜是搏斗中的对手"。

8.4.3.3　喜是容器里的液体（XI IS A FLUID IN A CONTAINER）

这里的容器是身体。此情感隐喻概念化在《黄帝内经》具体语言中的表征形式不多，只有三例。我们选择最能反映中国古代文化的经典段落，但只分析其中涉及"喜"情感概念隐喻的意义构建。如：

〔例54〕心者，君主之官也，神明出焉；肺者，相傅之官，治节出焉；肝者，将军之官，谋虑出焉；胆者，中正之官，决断出焉；膻中者，臣使之官，喜乐出焉；脾胃者，仓廪之官，五味出焉；大肠者，传道之官，变化出焉；小肠者，受盛之官，化物出焉；肾者，作强之官，伎巧出焉；三焦者，决渎之官，水道出焉；膀胱者，州都之官，津液藏焉，气化则能出矣。（《素问·灵兰秘典论篇》）

该例句的意思是：心，主宰全身，是君主之官，人的精神意识、思维活动都由此而出。肺，是相傅之官，犹如相傅辅佐着君主，因主一身之气而调节全身的活动。肝，主怒，像将军一样勇武，谋略由此而出。膻中，维护着心并接受其命令，是臣使之官，心志的喜乐靠它传播。脾和胃是饮食的受纳和布化，是仓廪之官，五味的阴气阳气靠它们的作用而得以消化、吸收和运输。大肠是传导之官，它能传送食物的糟粕，使其变为粪便排出体外。小肠是受盛之官，它承受胃中下行的食物而进一步分化清浊。肾是作强之官，它能够使人发挥强力而产生各种技巧。三焦是决渎之官，它能够通行水道。膀胱是州都之官，蓄藏津液，通过气化作用，排出尿液。

由此可以看出中国传统文化对医学理论阐述和发展的重大影响。《黄帝内经》医学理论的阐述融入了中国传统文化中有关天文、地理、历史、哲学、政治、军事、文学等几乎所有领域的学科知识。古代医学家把人体隐喻为一个完整的国家，把各个器官隐喻为国家的各个职能部门，器官正如国家的职能部门各司其职，达到生理平衡，使人正常生活。这样的隐喻非常形象生动。

〔例54〕"膻中者，臣使之官，喜乐出焉"中的"喜"的意义构建，基于中国古代政治文化背景知识，可通过图8-10来分析：

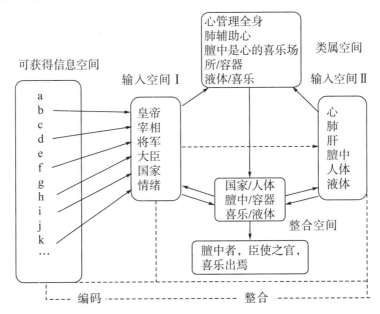

图8-10　"膻中者，臣使之官，喜乐出焉"意义构建

　　每个人的理解不一样，经过可获得信息空间的编码和筛选之后，进入整合输入空间Ⅰ的关键信息因个体而异。图8-10是笔者的认知过程，即通过大脑搜索所有信息和编码后，进入笔者脑海里的关键信息是皇帝、宰相、将军、大臣、国家、情绪，这些信息进入认知心理合成框架中整合空间的输入空间Ⅰ，大脑立即激活对应的关键信息：心、肺、肝、膻中、人体、液体。这些对应的信息进入输入空间Ⅱ。输入空间Ⅰ和输入空间Ⅱ里的所有有关国家治理和人体器官的关键信息对应为：皇帝——心、宰相——肺、将军——肝、大臣——膻中、国家——人体、情绪——液体。它们在对应之后立即进入类属空间进行在线心理连接对应，进而进入整合空间进行意义整合，最后产生隐喻语言表征"膻中者，臣使之官，喜乐出焉"中"喜"的意义，即"喜是容器（膻中）里的液体"。

8.4.3.4　喜是被捕猎的动物（XI IS A CAPTIVE ANIMAL）

　　"喜"是征服的对象，动物被征服的过程就是"喜"意义构建的过程。"适者生存"永远是生物界的规律，被打败的一方就会被淘汰。人体内外也处于一个不断博弈的过程。如果人体与外在风寒暑热或病毒邪气在搏斗过程中处于劣势而被打败，人就会生病。从阴阳五行相生相克的关系讲，这种搏斗的状态就是相克状态。《黄帝内经》的整个理论体系在讲述生理病理、病机治疗和养生时无不体现出相生相克的原理。尽管如此，《黄帝内经》中"喜"表被俘的概念化语言表征只有一例，即：

　　〔例55〕喜伤心，恐胜喜；热伤气，寒胜热；苦伤气，咸胜苦。（《素问·阴阳应象大论篇》）

　　该例在认知心理合成框架中的意义构建，如图8-11所示：

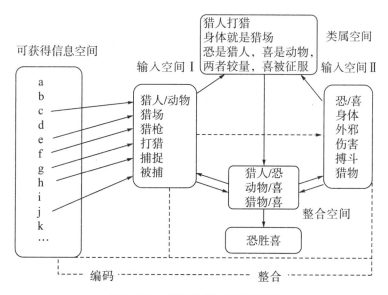

图 8-11　"恐胜喜"的意义构建

　　图8-11中，在认知心理合成框架的工作机制和原理指导下，笔者在理解"恐胜喜"时，脑海里立即就呈现出一幅打猎图景，这与笔者已经具有的打猎体验相关（这里的体验有直接参与过的体验，也有间接体验，比如从电视上获知、从书本上获知等）以及已经具有的关于动物的背景知识相关。就此示例，笔者征询过其他读者在理解时的意象，他们有的读到此例，脑海里会呈现战争图景，有的呈现的是打架情景……各人的意象图景都不一样。人的知识背景不一导致脑海里呈现的意象图式和心理编码不一，最终捕捉到的关键信息也就不同。但不管是打架还是战争，实际上都是和对手的较量、搏斗，具有本质上的共性。所以，此类型的例子完全可以用战争和打架的意象图式来解释，但这里

笔者单选捕猎，是因为"喜"在这里处于受伤害和被动的状态，与前面"喜"处于主动状态恰好相反。经过大脑编码后，猎人/动物、猎场、猎枪、打猎、捕捉、被捕等关键信息进入输入空间Ⅰ。其对应的关键信息，如恐/喜、身体、外邪、伤害、搏斗、猎物等进入输入空间Ⅱ。输入空间Ⅰ和输入空间Ⅱ的关键信息对应为：猎人/动物——恐/喜、猎场——身体、猎枪——外邪、打猎——伤害、捕捉——搏斗、被捕——猎物。紧接着两个输入空间的关键信息全部对应着进入类属空间，在类属空间里这些信息经过心理在线网络连接对应，最后进入整合空间进行意义整合，从而得出"恐胜喜"隐喻里"喜"的意义，即"喜是被捕猎的动物"。

8.4.3.5　喜是健康或令人愉悦的感觉（XI IS HEALTH OR A PLEASURABLE PHYSICAL SENSATION）

此情感隐喻概念化意义是"喜"的最基本意义，并从古代延续到现在，成为现代"喜"的概念最主要的含义，即愉快、高兴、幸福、快乐等身心愉悦的积极概念。此"喜"情感隐喻概念化与"喜是向上"的概念化标准不同。前者通过身体感觉体验，以人体元气是否顺畅为标准，以人体的健康与否为表征，而后者通过人体外在的行为表现来判断。因此，两者在意义构建时所摄入的信息和联想意象不一样。在《黄帝内经》里，含有"喜"的这一概念化情感隐喻的意义构建如：

〔例 56〕余知百病生于气也。怒则气上，喜则气缓，悲则气消，恐则气下，寒则气收，炅则气泄，惊则气乱，劳则气耗，思则气结，九气不同，何病之生？（《素问·举痛论篇》）

根据认知心理合成框架对该例进行意义构建分析，可获得信息空间里的信息来自由无限连接点连接起来的一张动态网络，只要与当前认知的概念相关的信息连接点都会被激发进入可获得信息空间。由于不同人的知识结构背景、视角以及关注点不一，从可获得信息空间里经过编码筛选后进入输入空间Ⅰ的关键信息是不一致的。图 8-12 是在认知心理合成框架工作机制指导下对〔例56〕中"喜"的意义构建。可以看出，经过大脑编码后进入输入空间Ⅰ中的关键信息是身体、血液、脸红、脸青、健康脸。这些关键信息对应的水桶、水/气、热水、冷水、平静水立即呈现在输入空间Ⅱ。输入空间Ⅰ和输入空间Ⅱ的关键信息对应的大致情况为：身体——水桶、血液——水/气、脸红——热水、脸青——冷水、健康脸——平静水。所有的这些信息都聚集在类属空间进行在线整合，之后进入整合空间进行意义构建，形成"怒则气上，喜则气缓，悲则气消，恐则气下"中"喜"的情感隐喻意义构建，即"喜是健康或令人愉悦的感觉"。

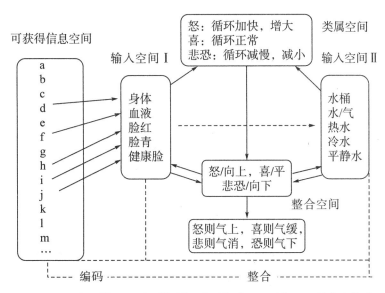

图8-12 "怒则气上，喜则气缓，悲则气消，恐则气下"的意义构建

8.4.3.6 喜是向上（XI IS UP）

这类情感隐喻根据人们在处于"喜"时的外在行为表现来对"喜"进行意义构建。当人们处于"喜"时会表现出很多"向上"（UP）的行为。比如当球场上的运动员进球时，进球队员会高兴地跳起来，他们的观众可能也会从座位上兴奋地站起来欢呼或高举双手鼓掌等。又比如当人们踏青时看到盛开的鲜花会情不自禁地欢呼雀跃，此时人们睁大眼睛，眉毛向上扬，甚至会发出赞叹声，同时盛开的花儿也是向上的。概念"喜是向上"的意义构建可根据这些人或事物的外在行为来表现，如：

〔例57〕故智者之养生也，必顺四时而适寒暑，和喜怒而安居处，节阴阳而调刚柔。如是则僻邪不至，长生久视（因此，明智之人的养生方法，必定顺应四时寒暑气候的变化，调和喜怒而安定起居，节制阴阳之偏而调谐刚柔，像这样才不至于被虚邪贼风侵袭，可以长生不老）。（《灵枢·本神》）

人类自出现以来就离不开自然界。人类的一切认知都围绕自然界展开。中国古人根据对春暖夏热、秋凉冬寒等自然气候现象的深刻理解，发展了认知世界的阴阳五行理论。阴阳五行理论把整个世界有条不紊地归类为人们可理解的范畴，春暖夏热、秋凉冬寒就是阴阳五行的源泉和根基，所以这里按照阴阳五行本质的源泉，即"春暖夏热、秋凉冬寒"，以及阴阳五行与人体的关系来阐释〔例 57〕会更加贴切、形象。

传统观念认为，阴阳代表一切事物最基本的对立关系，它是自然界的客观规律，是万物运动变化的本源，是人类认识事物的基本法则。阴阳学说里阴是指向下、凉寒、下沉、固体、体内等特性，阳是指向上、暖热、上升、气体、体外等特性。中医里的阴阳指人体对立统一的两个方面，大致上说，阴代表人体的物质基础，阳代表功能。以部位来分，隐蔽部位属阴，暴露部位属阳；以生理结构来分，阴代表物质基础、组织结构，阳代表功能活动，血、津液、五脏属阴，气、六腑属阳；以病理状况来分，症状表现慢性的、虚寒的、功能低下的属阴，急性的、燥热的、功能亢进的属阳；以脉象情况来分，沉、迟、虚属阴，浮、数、实属阳；以舌色来分，舌色淡白属阴，舌色绛红属阳。中医认为疾病的发生发展是人体阴阳平衡失调所致，只要调理阴阳平衡，人体就能恢复正常功能。基于阴阳的这些特性和中医里的阴阳划分，〔例 57〕中"和喜怒而安居处"的意义就容易理解了，如图 8-13 所示：

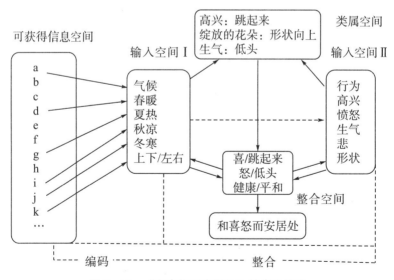

图 8-13　"和喜怒而安居处"的意义构建

图 8-13 里，可获得信息空间里的信息经过大脑在线编码后，筛选出进入输入空间Ⅰ的关键信息——气候、春暖、夏热、秋凉、冬寒、上下/左右。这些信息对应的人体或事物的信息出现在输入空间Ⅱ里，如行为、高兴、愤怒、生气、悲、形状等。输入空间Ⅰ和输入空间Ⅱ的关键信息对应的大致情况为：

气候——行为、春暖——高兴、夏热——愤怒、秋凉——生气、冬寒——悲、上下/左右——形状。输入空间Ⅰ和输入空间Ⅱ里的信息对应着同时进入类属空间，在此，大脑对两个输入空间的所有信息进行在线连接、组合和突生，进而进入整合空间进行全方位的信息整合，产生出"和喜怒而安居处"中"喜"的意义，即调和向上。同时和其方向相反的"怒""生气""悲"的意义也得以构建，即向下。人体之气只有向上和向下相互抵消，也就是达到阴阳平衡，人体才能健康。

8.4.3.7　喜是精神狂病（XI IS INSANITY）

得精神狂病的人一般失去了理智，神志不清，多半处于妄想、幻觉、错觉中，有情感障碍、哭笑无常、自言自语、行为怪异、意志减退等表现。也有"喜"的时候，这种行为状态和"喜是向上"概念中的行为状态非常相似，这正是把精神狂病说成是"喜"的原因，只不过这里的"喜"是一种患病状态，是情志病之一，不是正常的生理现象。"喜"情志病在《黄帝内经》里实际是指癫狂病。词语层"喜"概念代表癫狂病的具体语言表征在《黄帝内经》里不多，只有两例。这里分析其中一例，来说明"喜是精神狂病"的意义构建：

〔例58〕狂者多食、善见鬼神、善笑而不发于外者，得之有所大喜。治之取足太阴、太阳、阳明，后取手太阴、太阳、阳明。（《灵枢·癫狂》）

此情感隐喻的意义构建如图8-14所示：

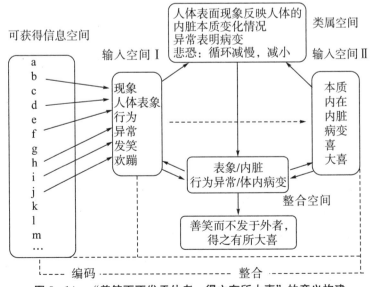

图8-14　"善笑而不发于外者，得之有所大喜"的意义构建

图 8-14 除了表"喜"是一种精神狂病以外，从微观上来讲，它还反映了中医的基本诊断方法，即通过望、闻、问、切了解人体外在表现来探知人体内部五脏六腑的动态情况，以诊断疾病；从宏观上讲，还反映了人类探索大自然的基本方法，那就是透过自然现象来了解整个宇宙的本质性问题。

在认知心理合成框架工作机制的指导之下，大脑对可获得信息空间里的关联信息进行在线心理筛选之后，留下一些较为关键的概念信息进入输入空间Ⅰ，如现象、人体表象、行为、异常、发笑、欢蹦，而这些信息所对应的与人体相关的信息同时被大脑神经激起，并呈现在对应的输入空间Ⅱ，它们有本质、内在、内脏、病变、喜、大喜。整合空间输入Ⅰ和Ⅱ的所有信息对应情况为：自然现象——本质、人体表象——内在、行为——内脏、异常——病变、发笑——喜、欢蹦——大喜。这些对应信息同时进入第三个类属空间进行连接组合并产生突生结构或意义，最后在整合空间进行信息整合，继而产生新的意义，即"善笑而不发于外者，得之有所大喜"中"喜"的意义为精神狂病。

此例子里的"大喜"表面上是指人处于愉快时的高兴、快乐、愉悦，实际是人体的一种病态表现，也就是人体处于本不应该出现的情绪中。现实生活中，得了精神狂病的人经常处于一种过度兴奋的状态，偶或歌声嘹亮，偶或喜怒无常，有时甚至还欢蹦乱跳等。精神狂病之人的不合常理的外在行为恰好反映出其体内出了问题，得了疾病，这就是通过人体外在表象来诊断疾病的中医方法之一例。

8.4.3.8 喜是倾向、经常或更大程度（XI IS AN INCLINATION OR OFTEN OR MORE）

"喜"指"倾向、经常或更大程度"，不管在古代汉语还是现代汉语中都是常见义项。事物或情形不会总是处于平衡状态，在面对各种不平衡状态的事物或情形时，人们总是根据自己的需要进行倾向性选择，对于这种情形的习惯性语言表达，汉语是"喜"或"喜好"，英文是"like"或"incline to"。"喜"的"倾向"意义构建以〔例 59〕中的"喜温而恶寒"来说明：

〔例 59〕血气者，喜温而恶寒，寒则泣不能流，温则消而去之，是故气之所并为血虚，血之所并为气虚。（《素问·调经论篇》）

此情感隐喻的意义建构如图 8-15 所示：

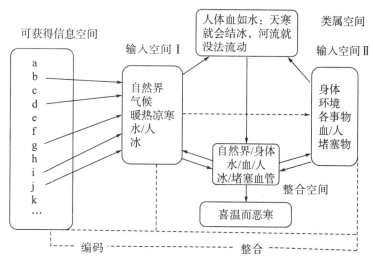

图 8-15　"喜温而恶寒"的意义构建

图 8-15 分析人体血液的活性特质情感隐喻"喜温而恶寒",其意义构建首先从可获得信息空间筛选进入到输入空间Ⅰ的关键信息,如自然界、气候、暖热凉寒、水/人、冰。这些自然界客观存在的现象与人体生理某些现象,如身体、环境、各事物、血/人、堵塞物相对应,人体生理现象进入输入空间Ⅱ。整合空间输入Ⅰ和Ⅱ的所有信息,即自然界——身体、气候——环境、暖热凉寒——各事物、水/人——血/人、冰——堵塞物。这两个输入空间里所有的信息对应后,立即进入类属空间进行在线心理连接并进行动态组合,之后突生出与输入信息有一定关联的新信息,这些新的关键信息在最后的整合空间里整合出"喜温而恶寒"中"喜"的意义为"倾向、经常,或更大程度"。

总的来说,为了形象生动地阐述人体血液的性质,医家们的情感隐喻思维把人体的血液当作人,把人体的喜恶形象贴切地喻为血液的喜恶,同时也利用水和冰的性质来比喻血液的特性,把河流当作人体的血管,当气候寒冷时,河里的滔滔流水就会变成冰,河水不能顺畅流淌。同理,当人体血液在气候过于寒冷的时候就不易顺利流淌,此时人体血液循环会失去平衡而发生血管破裂的危险;在温暖的气候环境下,河水静静流淌;天气过于炎热,河里的流水会蒸发而变得干涸。因此,气候无论是过于炎热还是过于寒冷都不利于身体血管里的血液循环,这就是血液会偏好温暖而讨厌寒冷的原因。

传统中医理论构建的思维方式就是取象比类。取象比类通过实际的观察体验,把已经了解的形象事物比作那些看不见或抽象的事物,即通过人体外在的表象来推定看不见的人体内部各器官的运行状况。中医正是通过这些外在表象来推断人体到底是哪些器官出现了不平衡而导致疾病。悲、忘、怒、恐都是人体机能的消极表现，说明人体处于疾病状态。

8.4.3.9　喜是自然力量或致病因素（XI IS A NATURAL FORCE OR PATHOGENIC FACTOR）

中医里的七情讲究平衡，如果打破了平衡，七情就会成为致病因素，"喜"也不例外。此概念化里的"喜"是人们生病的原因，此时的"喜"跟病毒一样，妨害人体正常的生理功能，我们可以把它描述为有生命力的病毒。而在喜是精神狂病"XI IS INSANITY"类型里，"喜"是一种疾病的外在表现，一种表象。这两种"喜"情感概念化的意义，一种是导致人体生病的实质性的有害物质，另一种却是人体生病后的表现形式。"喜"导致人体生病的概念化语言表征在《黄帝内经》里有好几例，此概念化的意义构建过程以〔例60〕和图8-16来说明：

〔例60〕喜乐者，神惮散而不藏。（《灵枢·本神》）

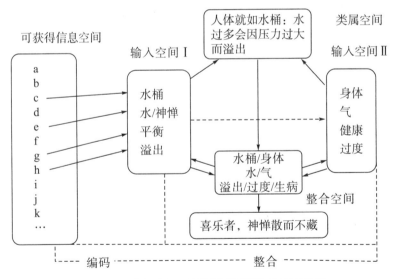

图8-16　"喜乐者，神惮散而不藏"的意义构建

"喜乐者，神惮散而不藏"的意义构建过程中，首先可获得空间里与"喜乐者，神惮散而不藏"有关的信息，如水桶、水/神惮、平衡、溢出，进入输入空间Ⅰ，同时，与这些自然世界里对应的人体生理相关的关键信息，如身体、气、健康、过度，进入输入空间Ⅱ。整合输入空间Ⅰ和Ⅱ的所有信息对应为：水桶——身体、水/神惮——气、平衡——健康、溢出——过度。随即这两个输入空间的所有信息同时投射到类属空间里，产生关系连接、组合和突生，这个关系连接和组合可能是这样的：人体就如水桶，水过多就会因压力过大而溢出，相反的情况为压力太小而不及。最后这些连接组合产生的层创结构进入整合空间，整合空间此时可能会出现水桶/身体、水/气、溢出/过度/生病等整合结果，于是"喜乐过度，会使气散而不能收藏"的理解就会出现，"喜"的意义由此建构为"自然力量或致病因素"。

8.4.3.10 句子层"喜"情感隐喻

句子层"喜"情感隐喻的意义构建指具体语言形式里没有"喜"概念符号，但整体语境中的语言表"喜"情感隐喻概念，即含"喜"情感隐喻的意义构建。"喜"的同义概念通过转喻的方式实现在句中的情感倾向性，形成句子层"喜"情感隐喻。如果以词语层"喜"情感隐喻的九种概念化意义为标准来论"喜"的同义概念，那么我们无法计算和统计"喜"的同义概念有多少。句子层"喜"情感概念化只考察这两种概念化，即"喜是向上"（XI IS UP）和"喜是倾向、经常或更大程度"（XI IS AN INCLINATION OR OFTEN OR MORE）。研究句子层"喜"情感隐喻的意义构建就是研究句子里"喜"情感隐喻中情感倾向形成的过程。

第一种句子层"喜"情感隐喻的意义构建，包括"喜"的同义词，如"乐""恬愉""志生""恬淡""笑"等在句中的语境情感隐喻。此类型句子层情感隐喻的意义构建分析只选择一个典型例子来说明：

〔例61〕神有余则笑不休，神不足则悲。（《素问·调经论篇》）

〔例61〕里的"笑"就是"喜"的同义概念，也可以说"笑"是人"喜"时的一种外在表现。人在喜悦之时，会情不自禁站起来或跳起来，或以眉飞色舞等外在行为表现出来；"笑不休"通常伴随眉飞色舞、喜笑颜开等面部表情。

在认知心理合成框架工作机制指导下，"神有余则笑不休"的意义构建如图8-17所示，可获得信息空间里的关键信息中，容器、液体、充足、不足、表象进入输入空间Ⅰ，同时与这些信息对应的人体相关信息如身体、神/气、笑/喜、悲、内脏进入输入空间Ⅱ。整合输入空间Ⅰ和Ⅱ的所有信息对应为：容器——身体、液体——神/气、充足——笑/喜、不足——悲、表象——内脏。随后两个输入空间的信息同时投射到类属空间进行网络心理在线连接组合和突生，最后所有信息进入整合空间进行意义整合，并产生了"神有余则笑不休"的意义，即人体里如果神/气充足，那么人就健康快乐、喜笑不止。

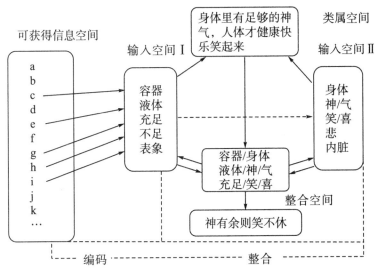

图 8-17 "神有余则笑不休"的意义构建

第二种句子层"喜"情感隐喻的意义构建也是"喜"的同义概念,如"嗜""乐""安"等所在句中的语境情感隐喻。"嗜""乐""安"等概念都是"喜好、偏爱、倾向于"之意。其中"乐"是两种"喜"类型意义共同拥有的,因此"乐"在某种意义上可以完全代替"喜"。此概念化在认知心理合成框架工作机制中的意义构建以〔例 62〕来说明:

〔例 62〕其民食鱼而嗜咸,皆安其处,美其食。(《素问·异法方宜论篇》)

"嗜"的意义为喜欢、爱好,贪求的东西多,特别爱好(多指贬义)等;"安"的意义为安定、安全、安稳,平静、稳定,处理、放置、存着、怀着、治理等。〔例 62〕里"嗜"的意义延续到现代,而"安"在《黄帝内经》里的意义和现代意义却完全不同。根据语境,《黄帝内经》里的"安"应是"喜欢、爱好之意",表一种倾向性。

图 8-18 中,大量的与"嗜""安"相关的联想信息进入可获得空间,其中最关键的信息,如大宇宙、现象、盐、嗜盐、安其处进入输入空间Ⅰ,同时这些信息对应的人体相关信息如人、表现、咸味、喜盐、喜现状等进入输入空间Ⅱ。整合输入空间Ⅰ和Ⅱ的所有信息对应为:大宇宙/自然——人、现象——表现、盐——咸味、嗜盐——喜盐、安其处——喜现状。随即两个输入空间的所有信息都会进入类属空间进行在线连接编码,产生组合和突生,最后所有信息进入整合空间进行概念意义整合,产生出"其民食鱼而嗜咸,皆安其

处，美其食"中"嗜"和"安"的情感意义，即"倾向、经常或更大程度"。

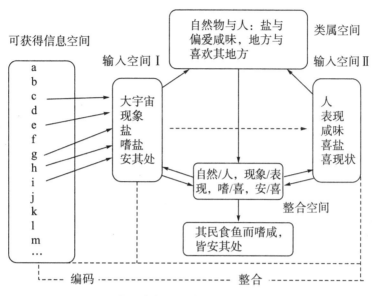

图 8-18 "其民食鱼而嗜咸，皆安其处"的意义构建

总之，《黄帝内经》中"喜"的意义构建在认知心理合成框架工作机制下的分析相对客观，因为认知心理合成框架工作机制既体现出人类认知的共性，又体现了人类认知的差异性。人们在对概念进行意义构建的过程中受到语境和背景知识的影响，从而产生认知差异性。因此，本章在分析各情感隐喻例句时所引入的关键信息可能会与其他人理解同样的情感隐喻时选择的项目不一样，这是个体差异所致，也可以说是语义中的语境变异。以框架语义学的观点来说，背景知识之所以影响话语的意义，就是因为人们设计话语的目的是支持物理世界和人文世界中的行为，并且以相互作用的方式从记忆中唤起相关信息（张辉 2000）。

8.4 认知心理合成框架中核心情感隐喻翻译差异的认知动因

对中医古籍中情感隐喻的翻译存在三种情况：一是把中医古籍里的古文翻译成现代汉语；二是把中医古籍里的古文翻译成外文；三是先把中医古籍里的古文翻译为现代汉语，再把现代汉语翻译成外文。从目前中医古籍翻译成外文的状况来看，第三种情况较为普遍。情志理论里的语言表达采用情感隐喻思维来表征复杂抽象的情志病症，而各医家对情志病症的认知和体会也不一样，知识背景、体验经历都不一样，因此对同一情志病症的叙述表征也有可能不一样。同理，从事医学古文翻译的学者在翻译医学古文时的认知、体会、背景、经历等的差异也会导致叙述表征以及用词不一。这样一来，先把中医古籍里的古文翻译为现代汉语，再从现代汉语翻译成外文，这样翻译出来的外文译本很可能就偏离了原文的真正含义。从准确翻译中医古籍情感隐喻语言的角度出发，我们倡导从事外文翻译的译者应该从理解古文文本着手，在准确认知后做出相应的翻译。

认知心理合成框架的核心强调可获得信息空间中的信息，由于认知主体的经历体验、认知程度、知识背景、地域文化、情感体验等诸多差异，在认知中医古籍中的情感隐喻时，从源域到目标域的映射过程中，各人的可获得空间中的信息差异较大，导致理解的意义出现偏差。不管是译为现代汉语还是译为外文，由于认知过程的差异及其导致的理解偏差，译本就会呈现较大的差异，这大致就是认知心理合成框架中核心情感隐喻翻译差异的认知动因。当然，这是宏观上的推断，还需要科学实证进行验证。

9 《伤寒杂病论》中情志病症概念隐喻的认知研究

东汉末年张仲景的《伤寒杂病论》经由后人整理成为两部著作，即《伤寒论》和《金匮要略》。《伤寒论》集中论述外感热病，《金匮要略》主要论述各种内科杂症。在这两部著作中，情志学思想非常丰富。中医学者从医学角度对《伤寒杂病论》情志学思想中的情志病症进行了较为系统的研究，对医学临床实践有一定指导作用。《伤寒杂病论》情志学思想在医学上有巨大贡献，对当代语言学中概念隐喻理论的纵深研究也有重要的启示意义。在语言学研究方面，贾春华、王永炎、鲁兆麟（2008）从概念隐喻思维方式阐释《伤寒论》中的一些病理现象，如"观其脉证，知犯何逆，随证治之"，谷峰（2018）试图从概念隐喻认知思维方式探索《伤寒论》的术语翻译，肖建喜（2019）从概念隐喻角度分析《伤寒论》的六经本义。余宁（2009）阐述了中医人体内部器官五脏六腑的概念化，主要讲了"心"与情感的关系。但目前尚无《伤寒论》情志症状概念隐喻视角的研究。本章以《伤寒杂病论》情志学思想中具体的几种代表性情志病症，即奔豚、谵语、烦躁、癫狂、失眠等为研究对象，通过这几种具体情志症状的研究，由此及彼，探索情志学思想到底能为语言学揭示什么问题或规律，同时揭示人类情感思维方式与情志病症的关系。

情志学思想是《伤寒杂病论》里的重要思想之一。情志病症系具有情志异常表现的病症（乔明琦，张惠云 2009：357）。情志症状是情志病症的具体体现。《伤寒杂病论》涉及情志病因病征的条文和药方较多。"在《伤寒论》398条原文中，以情志为病因或主征之一的有关条文计 40 条，涉及情志的条文计 88 条。在 113 个方中，以情志为主因或主征之一的有 22 方，涉及情志的有 34 方"（杨俏田，秦华，高金虎，等 2001：19）。《金匮要略》中亦有许多条文涉及情志异常，如烦躁、神昏、谵语等，但多属于杂病过程中出现的情志症状（鲁娜 2009）。这些描写情志症状的情志语言是医家基于自身体验和实践观察，对各种抽象的人体病理、病机以及症状进行分析而做出的陈述，并通过情感概念隐喻的方式得以实现理解和交流。本章将基于认知语言学原理，对《伤寒杂病论》中的情志异常情况进行考察，并对两方面的问题进行探索和研究：一是主要的情志症状类型及其概念化，二是情志症状概念隐喻的认知机制。

9.1　情志病症的类型及其概念化

取象比类，顾名思义就是提取现实中的"象"类比抽象的"类"。这与概念隐喻原理一致。概念隐喻是从现实源域中的事物到抽象目标域的系统映射。对照说来，中医取象比类中的"象"指概念隐喻源域中的具体事物，而"类"则相当于概念隐喻目标域里的抽象概念。由此，中医里的取象比类可以看作西方认知语言学里的概念隐喻。中医情志症状涉及的概念隐喻可称为情感隐喻。情感隐喻就是表达情感的概念隐喻。关于表达情感的概念隐喻，Kövecses（2000：4）研究发现"还有另外一类与情感有关的，起修饰作用的术语和表达群。由于修饰语是描述（主要不是表达）情感的，这在修饰语里属于次词组。属于次词组的修饰语和表达式表示情感概念的各个方面，如强度、原因、控制等，它们可能是隐喻和转喻"。中医的七情和五志都可以归入 Kövecses 所说的情感隐喻的几个方面。含有七情和五志的所有概念及其修饰语和表达式均表示情感隐喻的强度、原因、控制等，广义上都可称为情感隐喻表达。七情五志都可引起情志病症。情志病症在语言表达上比较抽象。对情志病症中的症状，古代医家描述得都比较形象生动。因七情刺激而引起的或以情志病变为主征的主要有百合病、梅核气、脏躁、奔豚气、虚烦不眠、惊悸、郁冒和乳中虚等（宋东眷 1998）。这些情志症状是医家根据自身体验和现实中的"象"类比出的抽象概念。

张仲景将情志异常的病因主要归为两类：脏腑虚衰，心神失养；七情过激，气机紊乱。卓播儒（2010），张艳萍、杜文东（2010），鲁娜（2009）等学者对《伤寒杂病论》中情志症状的分类、描述和阐释呈多样化，但大都涉及主要的具有代表性的情志症状，即奔豚、谵语、烦躁、癫狂、失眠。情志病症的各种抽象名称基于医家具身性体验认知的经验映射而来。概念隐喻是基于体验认知的经验映射，是基于现实经验的一种人类思维的基本方式。因此，中医里的情志病症语言——奔豚、谵语、烦躁、癫狂、失眠等都属于认知语言学上的概念隐喻或情感概念隐喻。下面分类阐述这几种情志症状及其概念化过程，并分析每一类情志症状所对应的情志，以窥探情感隐喻思维对人类语言、生活、健康的重要性，同时回答情志学思想到底能为语言学揭示什么问题或规律。

9.1.1 奔豚

"奔豚"是医学上典型的情志病症，是情志症状中的一种。《伤寒论》第117条写道："烧针令其汗，针处被寒，核起而赤者，必发奔豚"。"必发奔豚"意思是病因源于奔豚。在"奔豚"概念隐喻中，源域是"奔跑的猪"，目标域是"病人的奔豚病"，以奔跑的猪来映射病人感觉有气（火邪）在身体里疯狂奔蹿的痛苦感，即"奔豚病是奔跑的猪"（RENAL MASS DISEASE IS A RUNNING PIGLET）。医学上以"奔豚"为征候名，是以小猪的奔跑状态来形容患者的体验：气由下向上奔走，如豚奔，发作时憋闷欲死，痛苦异常，且时发时止（张艳萍，杜文东 2010）。《金匮要略·奔豚气病脉证治第八》首条提出奔豚的病因为"病有奔豚，有吐脓，有惊怖，有火邪，此四部病，皆从惊发得之。"又说："奔豚病，从少腹起，上冲咽喉，发作欲死，复还止，皆从惊恐得之"。从"奔豚"的病因描述可以看出，"奔豚"是因为"惊怖""惊""惊恐"等情志引起的病症，主要体现出由情感"惊"导致的生理病症反应，由此可以看出情感"惊"与"奔豚"病症的因果关系。

9.1.2 谵语

"谵语"是医学上很常见的情志病症，其概念化过程的隐喻路径可根据人们日常生活体验予以分析。《伤寒论》第145条写道："妇人伤寒发热，经水适来，昼日明了，暮则谵语，如见鬼状者，此为热入血室，如鬼神所作。"古代医家所谓"谵语"主要指病人发高烧时神志不清、胡言乱语的状态，如见鬼状。在古代，由于思想落后，人们遇到问题多数时候求助于巫术。当巫请鬼神时，他不断小声疯狂念叨，而念叨的内容是常人无法理解的。古代医家用这种请"鬼神"时疯狂念叨的状态来类比病人在发高烧时他自己都不理解的胡言乱语。因此，在"谵语"概念隐喻中，源域是巫请鬼神时的小声疯狂念叨，目标域是病人发高烧时神志不清和胡言乱语的症状，即"谵语是巫的疯狂念叨"（DELIRIUM IS A CRAZY WHISPER OF THE WIZARD）。产生谵语的情志病因主要还是烦惊，如《伤寒论》第107条的"伤寒八九日，下之，胸满烦惊，小便不利，谵语，一身不可转侧，柴胡加龙骨牡蛎汤主之"。"见鬼状""鬼神""烦惊"等是描述谵语情志病症的主要词语，体现出七情里因"惊""恐"情感所导致的生理病症反应。"惊""恐"是产生情志病症谵语的主要原因。

9.1.3 烦躁

情志病症"烦躁"是形象易懂的概念。《伤寒论》第 26 条白虎加人参汤证之"大烦渴不解",第 169 条"口燥渴心烦",第 207 条调胃承气汤证之"不吐不下心烦",第 251 条中小承气汤证之"烦躁",第 238 条中大承气汤证之"也中懊忱而烦"。中医对"烦"的描述为"欲吐不得吐,欲眠不得眠,心烦意乱,病人自知其苦,外无形象可见";"躁"指肢体不安,即"身体手足躁扰,或裸体不欲近衣,或欲坐卧水中"(卓播儒 2010:6)。古代的自然条件和生活条件都很差,天气炎热时,很多男性和孩童都喜欢只穿小裤衩而其余部分裸露,长期如此以后,当穿衣时他们就会感觉衣服像是"针毡",使人非常难受。对此现代人在夏天也有切身体验,尤其是农村收割稻谷的赤裸上身的农民。从以上"烦"和"躁"的解释可以看出,当人处于烦躁状态之时就如坐针毡,整个身体无法静下来,手足不断移动并不断挪动臀部,好像自己就坐在针尖上。"烦躁"概念隐喻由此而来,源域是针毡,目标域是心烦意乱、焦躁不安的病征,即"烦躁是针和毡"(FIDGETING IS PINS AND NEEDLES)。产生烦躁情志症状的主要原因是"烦",而"烦"则"怒""忧""悲",此类情绪会使人体产生生理上的病变。"大烦""心烦""烦躁""懊忱而烦"等语言是情志病症"烦躁"的主要描述语,该症状由"怒""忧""悲"情志导致。

9.1.4 癫狂

"癫狂"是最典型的由情志导致的病症。要从日常生活体验出发才能较为准确地认知"癫狂"概念。如《伤寒论》第 106 条"太阳病不解,热结膀胱,其人如狂,血自下,下者愈。其外不解者,尚未可攻,当先解其外。外解已,但少腹急结者,乃可攻之,宜桃核承气汤",第 124 条"太阳病六七日,表证仍在,脉微而沉,反不结胸,其人发狂者,以热在下焦,少腹当硬满,小便自利者,下血乃愈。所以然者,以太阳随经,瘀热在里故也,抵当汤主之"。癫狂是一种精神狂病。卓播儒(2010:23)认为"狂证主要表现出阳盛之状,所以其基本病机应该是阳热扰乱心神,就六经辨证而言,应该多见于三阳病中,而病因应该是素体阳盛,误治导致阳热内陷,从而内外合邪,阳盛而狂,一般来说,狂证属于实热,此为病机之常"。人们经常把非常高兴的状态看作癫狂,比如"昨晚,我们去卡拉 OK 疯狂了一下""前几天,你去哪里狂了呀""国庆节我们一起出去狂一下吧"等,这些表达里的"狂"都是指高兴或喜。很多情况下,"高兴"或"喜"概念隐喻是根据人们高兴或喜时的外在表现进行的概念化映射，即"XI/HAPPY IS UP"。因此，"癫狂"概念隐喻的源域是人们高兴时"向上"的外在表现，目标域是哭笑无常、自言自语的状态，即"INSANITY IS UP"。"癫狂"病的诊断反映了中医的基本诊断方法，即通过对外部表现的望、闻、问、切来了解人体内部五脏六腑的动态情况，以达到诊断疾病的目的，同时还反映了人类探索大自然的基本方法，那就是透过自然现象来了解整个宇宙的本质性问题。"热结""瘀热"是病人癫狂的原因，"狂""发狂"是病人癫狂的外在表现。"狂""发狂"体现情志里的"喜"，即"喜是精神狂病"（XI IS INSANITY）。对"癫狂"情志症状概念进行认知，就能了解异常的"喜"是情志病，不是正常的人类情感思维表现。

9.1.5 失眠

"失眠"是主要的情志病症之一。对情志病症"失眠"的理解需要借助人们的日常生活体验。失眠和心悸总是联系在一起的。一般情况下，人们都将心悸失眠合称为"心悸失眠"。心悸是原因，失眠是结果，是显现的症状。《伤寒杂病论》里描述"失眠"情志病症的语言较多，如《金匮要略·惊悸病》曰："劳心过度，心脾亏损、心脾失常，则心悸失眠；脾气虚弱，则食少运滞。宜用小建中汤、炙甘草汤之类，以补益心脾及阴阳气血。"又如《伤寒论》第61条："下之后复发汗，昼日烦躁不得眠，夜而安静，不呕不渴无表证，脉沉微，身无大热者，干姜附子汤主之。"第76条："发汗吐下后，虚烦不得眠。若剧者，必反复颠倒，心中懊恼。栀子豉汤主之。"失眠是心神烦躁，心里忧恐所致，失眠之人往往心里有恐惧感，所以医学上称之为"心悸失眠"，"悸"即惧怕或恐惧。在现实生活中，人们可能很在意某件事情的成败，所以心里会因此事结果未知而惶惶不安和焦虑烦恼。长期处于惶惶不安和焦虑烦恼状态会导致心脏承受的压力增加，最终人因无法承受外来的压力而产生生理病变，继而产生心悸失眠的情志症状，这就是在夜晚处于失眠状态时，人会感觉到自己的心脏在怦怦跳动的原因。"心悸失眠"概念隐喻的源域是人们很在意某事成败的紧张状态，目标域是担心害怕而不能入眠，即由人们很在意某事成败的紧张状态映射到心脏受压过大而处于紧绷状态。心脏受压力过大会失眠正如弹簧压力过大会失去弹性，因此，可以说失眠是承受压力的一种状态，即"INSOMNIA IS A STATE OF STRESS"。"心悸失眠""烦躁不得眠""虚烦不得眠"体现了情志里的"思""忧""惊""恐"导致的生理病症状态。

从以上五种典型的情志病症概念隐喻的认知映射分析，可以看出《伤寒杂病论》中主要情志病症的病因涵盖了七情，即喜、怒、忧、思、悲、恐、惊。

七情是人类主要的情感思维方式，也是产生情志病症的主要原因，这就说明人们的情感思维方式影响着身体健康。同样的情志会导致不同的情志症状，其中"惊""恐"是导致情志病症的最活跃因素，如可导致"奔豚""谵语""失眠"等病症。

9.2　概念整合机制下情志病症概念隐喻的认知机制

上一节分析了情志病症"奔豚""谵语""烦躁""癫狂""失眠"的概念化过程，本节将借助心理合成理论进一步对情志病症概念隐喻的认知机制做形象化分析。

情志症状概念隐喻的认知映射可用于分析抽象情志病症的概念化过程，也是人们通过已知现实生活中的体验理解未知抽象概念的思维认知过程。正因为拥有这种从已知获得未知的认知能力——隐喻思维能力，人类的语言才丰富多彩。

隐喻（取象比类）是人们认识世界的重要方式，即用具体的某个事物来理解另一抽象事物。前文主要描述分析了《伤寒杂病论》中五类具有代表性的情志病症的概念化过程，其具体的认知机制还需要进一步形象化。

具体的情志病症"奔豚""谵语""烦躁""癫狂""失眠"都与情感相关，由七情导致。这些概念都是情感概念，在具体语境中体现出情感隐喻思维方式。情感隐喻是用具体的事物来理解抽象的情感经历和体验的认知方式，其产生有一定的认知机制，即人们把已知的熟悉的事物作为源域向抽象的情绪和情感目标域的系统映射，其中经历的心理在线过程以及形成的拓扑图像在系统映射过程中遵循不变的恒定原则（李孝英，陈丽丽 2017：47）。

现以《伤寒论》第 145 条"昼日明了，暮则谵语，如见鬼状者"为例来说明情志病症概念隐喻在概念整合机制下的认知过程。图 9-1 中，源域中的"巫请神"时小声疯狂念叨（和鬼说话）、"旁人不懂巫所念"都是古代人们熟悉的现象，而目标域中病人发高烧时，由内脏异常导致神志不清和胡言乱语的情志症状是人们不熟悉的抽象病征。人们认知和理解"暮则谵语，如见鬼状者"经历了从源域（做法事祈祷）到目标域（内脏异常而谵语）的系统映射过程。从源域到目标域的系统映射，即巫请神（做法事祈祷）映射情志症状"谵语"（内脏异常）；巫请鬼神时小声疯狂念叨（和鬼说话）映射病人发高烧时神志不清和胡言乱语（见鬼状）；旁人不懂巫的念叨映射人们不懂病人的胡言乱语。通过这一系列从源域到目标域的系统映射，大脑对两个域里的所有信息进行整合①,"暮则谵语,如见鬼状者"的意义就呈现出来了。

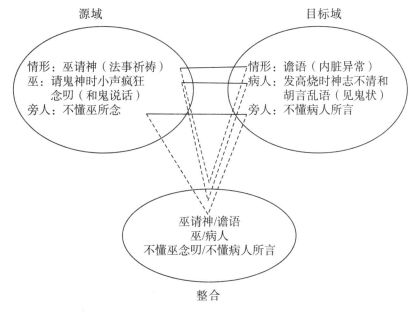

源域   目标域

情形:巫请神(法事祈祷)   情形:谵语(内脏异常)
巫: 请鬼神时小声疯狂   病人:发高烧时神志不清和
    念叨(和鬼说话)   胡言乱语(见鬼状)
旁人:不懂巫所念   旁人:不懂病人所言

巫请神/谵语
巫/病人
不懂巫念叨/不懂病人所言

整合

图 9-1　"暮则谵语,如见鬼状者"的认知机制

在此,我们不难看出,这些系统映射都基于人们的现实体验。情志病症概念隐喻产生的认知机制实际就是情感隐喻意义产生的过程,而情感隐喻意义产生的过程实际就是情感概念化映射的过程。人们要准确认知和理解像《伤寒杂病论》这样的中医古籍里的情志语言,就要遵循自身的现实体验,据已知推未知,从具体到抽象。"近取诸身,远取诸物"从来都是人类认知世界的基本方式。关于情志病症概念隐喻的认知机制,在此只做了代表性的形象化分析,以期抛砖引玉。

隐喻(取象比类)是人们生活中的基本思维方式,情感隐喻也是人们表达情感的基本思维方式。从以上对《伤寒杂病论》中具有代表性的五种情志病症概念隐喻即"奔豚""谵语""烦躁""癫狂""失眠"的概念化过程,以及"谵语"形象化认知机制的初步探索和研究,可以发现,人们的情感思维方式影响着身体健康。以上分析从语言学角度阐释了七情产生情志病症概念的过程,同时向人们展示了在认知和理解《伤寒杂病论》这类中医古籍时,应从自身实践体验出发去理解文本所要表达的原意。本章对情志症状概念隐喻的理解和分析

<hr />

① 这种概念整合机制不仅在中医古籍中有所体现,在文学和翻译领域也有所体现,参见谢世坚、黄小应(2019)。

就是基于笔者自身对现实世界的体验和认知。

　　对情志症状概念隐喻的研究，就语言层面而言有如下启示：首先，中医古籍文本里充满了隐喻语言，用隐喻认知思维方式来理解和阐释中医晦涩难懂的术语概念，有利于我们准确认知中医古籍，也有利于向国际社会正确推介中医药文化；其次，通过情志症状概念隐喻的认知可以增强语言意识，在翻译中医药文本时通过关联原则准确把握隐喻路径，在译语中恰如其分地予以体现，提高译文质量，有益于向世界传播中医药文化。

10   "中和" 情感隐喻的认知研究

    "中和"是中华传统文化的精神内核，凝聚了中华民族的世界观和方法论。"中华""中国"之名中也可见"中和"之于中华民族的重要性。在几千年的历史长河中，"中和"积淀成华夏民族治国、处世以及养生治病的准则和指导思想。其中，《中庸》《黄帝内经》淋漓尽致地阐述了"中庸""中和"思想。"中庸""中和"两个概念范畴由孔子及其后学创立并发扬。传统学者多认为两者是二而一、一而二的关系，它们成了正统一派在政治伦理、情感心理乃至生活处世上的最高准则（夏静 2007：164）。在老庄哲学里，"中"和"和"的本质都是"道"，体现为宇宙中事物运行的规律。《礼记·中庸》曰："喜怒哀乐之未发，谓之中；发而皆中节，谓之和。中也者，天下之大本也；和也者，天下之达道也。致中和，天地位焉，万物育焉。"又曰"不偏之谓中，不易之谓庸"，即"中庸"谓"中和"之意。"中庸""中和"是万物兴盛之源，是中国人的立身处世之本。从《礼记·中庸》对"中""和"的解释可以看出，"中和"思想源于人类最基本的情感——喜、怒、哀、乐。人类的情感本质上是抽象的，在很大程度上需借助隐喻得以概念化和表达，而语言是情感概念的重要信息来源，情感及其概念表征不借助语言就无法得到充分的解释（李孝英 2018d：88，89）。人们如何认知与"中和"思想相关的情感语言是本章研究的重心。

    "中和"是中医的核心思想，也是其研究的重要内容和主要对象。关于"中和"的研究已有大量成果，然而从认知语言学角度对"中和"进行情感隐喻现象或思维方式的研究几乎还是空白。本章主要从认知语言学视角研究与"中和"相关的情感隐喻认知方式和机制，验证西方情感隐喻理论的适用性，借以挖掘中华传统文化宝库中的精髓，为建构人类命运共同体服务。

10.1   "中和"思维与情感隐喻

    "中和"思想发端于上古时期人们的生活实践，是在"尚和""尚中"意识的基础上发展而来的。在尧舜禹时期，"中"就具有抽象的"王道"和"治法"之意。《易经》里的"中和"思想体现为"利贞"概念，如《子夏易传》曰："利，和也；贞，正也。"南朝梁刘勰《文心雕龙·章句》："妙才激扬，虽触思利贞，曷若折之中和，庶保无咎。"可见，"中和"即"利贞"。"中和"思想广泛地浸润于古人关于宇宙和社会人生的认识与理解中，积淀在汉民族的潜意识中，成为一种集体无意识，几乎渗透到古代思想发生期所有的知识领域（夏静 2007：163）。因此，可以说从古代开始，"中和"思想已经成为中华民族的基本思维和精神准则。"中和"属于思想和精神层面，可以用语言学上的情感隐喻来解释，抑或说"中和"语言思维属于情感隐喻。与"中和"相关的情感语言源于人们的体验，反映人们的现实感受，表达人们的现实感情和性情。这些与"中和"相关的情感语言就是情感隐喻。

那何为情感隐喻性思维？不少学者根据自身理解对情感隐喻做出相应的定义，但目前还没有统一的界定。李孝英、陈丽丽（2017：46）根据自己的研究和理解，将情感隐喻界定为：人们为了生动形象地描摹和理解自身情感而对涉及的范畴进行概念化并同时暗含情绪和感情的一种思维方式。其他研究者也有类似的描述，比如孙毅（2013：106）认为，"从某种意义上讲，情感隐喻并非构建于源域与靶域之间真实而直接的相似性，而是基于这些物体所附带的积极或消极的评价意义"。简言之，"中和"这一概念可以用现代语言学来解释，与其相关的情感隐喻反映了与"中和"相关的情感概念的隐喻性思维方式。

"中"字的甲骨文，字形像旗杆上飘动着一面旗帜（毛健 2014：11），其概念可以对应于英语中的"middle"或"mid"。"古时用旗帜以集众，周礼大司马教大阅，建旗以致民；古者有大事，聚众于旷地，先建中焉，群众望见中而趋附，群众来自四方，则建中之地为中央矣。"（胡念耕 1991：205）这是"中"的本义，实指空间"中央"，也是"中"概念的原始认知，可以对应于英语中的"center"。随着人类语言的丰富和认知的发展，"中"逐渐有了抽象含义，即中正、不偏不倚、无过不及等意义。这个表抽象概念的"中"在英语中可有多个对应义项，如"neutralization""moderation""balance""equilibrium""mean"等。尧舜禹时期"中"已经通过隐喻路径映射到抽象的"王道""治法"，这一抽象意义成了历代取"中道"治国的理论逻辑起点（毛健 2014：12）和伦理道德准则。"隐恶而扬善，执其两端，用其中于民，其斯以为舜乎"（《中庸》），这里"中"表示舜平衡好了人们"恶"与"善"的度，也就是"执中"，从而将社会治理好了。这里的"中"从基于经验主观认定的物理概念逐步过渡到方式、方法和理念，所蕴含的情感色彩愈来愈明显，因此孔子的这句评价是典型的与"中"相关的情感隐喻，即从表示空间的源域"中央"映射到表抽象概念的目标域"恶善执中"。"恶"映射社会生活中不好的现实事件，"善"是相反的一端，"执中"映射社会生活中不好的事件与好的事件之间达到的平衡状态。"执中"里的"中"是平衡之意，其对应的英文为"balance"。

甲骨文中"和"字从"龠"，"禾"声，据郭沫若考证，以"口"为和与以"龠"为和并无本质不同，其意思皆为调和、应和之义（毛健 2014：12）。从字源的角度看，"和"在《说文解字》中主要有三重意义：一为饮食之和，二为五味调和，三为声音相和（杨明，吴翠丽 2006：22）。不管是饮食和、五味和还是声音和，都是描述现实生活中基于感官认知的一种和谐状态，对应的英文应为"harmony"或"harmonious"。这是"和"其他抽象之意的源泉，也是与"和"相关的情感隐喻的源域。随着人们生产实践和政治生活的丰富，"和"之意义得以多向度引申，用以描述情感、家庭、人与人、人与自然、社会治理等各方面的抽象关系，其对应的英文除了"harmony"或"harmonious"，还有"compliance with""a movement that follows the laws of nature"，等等。我们以《礼记·中庸》里"喜怒哀乐之未发，谓之中；发而皆中节，谓之和"为例来说明"和"的抽象情感关系义，即不过度欢喜，不过度愤怒，不过度悲哀，也不过度兴奋。人的感情始终处于适度自然和平衡之状态，人的生活境界正如《素问·上古天真论篇》所言："法于阴阳，和于术数，饮食有节，起居有常……而尽终其天年，度百岁乃去。""中和"的人生状态即"其知道者……虚邪贼风，避之有时，恬淡虚无，真气从之，精神内守，病安从来，是以志闲而少欲，心安而不惧，形劳而不倦……"（《素问·上古天真论篇》）。

从对"中""和"的原义以及引申义的探源，我们可知"中和"是中华民族的核心精神之一。总体上说来，"中"表事物或境界的静态平衡，"和"表事物或境界的动态平衡。事物只有达到了静态与动态的平衡，才能达到"致中和"的完美境界。"中""和"合起来的"中和"整体上更多言性情。

后来的"冲气以为和"的动态观几乎都以"中和"思想为根本。"中和"思想后来发展为"中庸"思想，只是"中和"更偏向人们的性情方面，而"中庸"更多地言德性。朱熹《中庸章句》中游氏曰："以性情言之，则曰中和；以德性言之，则曰中庸也。"（夏静 2007：164）

以下举例说明与"中和"相关的情感隐喻。国学里，尤其是先秦典籍里有很多关于"中和"的论述。这些都是自原始的具体概念向抽象的"中"与"中和"映射的相关情感隐喻。《尚书·大禹谟》有关"中"的记载有"人心惟危，道心惟微，惟精惟一，允执厥中"，而《周易》有关"和"的记载有如"保合太和""天下和平""和顺于道德"等（毛健 2014：12）。《论语·八佾》有对"中和"的阐发，比如"乐而不淫，哀而不伤"。《荀子·不苟》也有对"中和"的论述，比如"君子宽而不侵，廉而不刿，辩而不争，察而不激"。《春秋左传》里的"吴季札观乐"里，表达情感"中和"的如"勤而不怨""忧而不困""思而不惧""乐而不淫""怨而不言""直而不倨，曲而不屈，迩而不逼，远而不携，迁而不淫，复而不厌，哀而不愁，乐而不荒"（夏静 2007：164）。关于"中""和"的论述和"中和"准则的阐发，表明古人对"中和"的体悟和坚守。概括地说，"中和"表现为直与曲、近与远、迁与复、哀与乐这类二元互斥、截然相反的元素之间的平衡情感或状态。换言之，人们通过主观控制达成"中和"平衡、对立统一的完美和谐，这是人们追求"中和"境界的现实表现。除了以事物、状态为喻表"中和"的动态辩证平衡外，还有直接提出"中""和"概念及其动态平衡的，如前文提到的"喜怒哀乐之未发"。不管是哪种形式的表达，都是抽象的情感隐喻，都要通过人们对现实生活的体验进行映射和概念化认知，才能进行有效交际。

中医是基于"中和"原理的经验科学，其文字阐述的原理几乎都基于"中和"思想。医家大多采用取象比类的思维方式来进行阐述和表达，其中涉及情志理论方面的内容比较抽象、模糊，需要情感隐喻的跨域投射得以显化或具象化。"中"在医学上表事物或境界的静态平衡，也就是静态的"适中"。然而人体各生理器官一直处于循环运动状态，因此医学上更多地运用表动态平衡的"和"概念。医学上的"和"概念更能形象地表明机体各生理器官或精神情感要处于动态的平衡，人体才会健康。这时"和"引申为动词，发生了词的转类。如：

〔例 63〕顺四时而适寒暑，和喜怒而安居处，节阴阳而调刚柔，如是则僻邪不至，长生久视。（《灵枢·本神》）

〔例 64〕志意和，则精神专直，魂魄不散，悔怒不起，五脏不受邪矣。（《灵枢·本脏》）

《灵枢·本神》里的"和喜怒"，《灵枢·本脏》里的"志意和"等都表人体各生理器官或精神情感处于"和"的动态平衡，这样，人才能达到颐养天年之目的。这种含有"和"概念表征的表述，都是与"和"相关的典型情感隐喻。为了更好地认知这些情感隐喻，探求语言概念化的奥秘，我们有必要深入考察其认知机制。

10.2 "中和"情感隐喻的认知机制

对"中和"情感隐喻的认知机制进行研究时，要先分别探究"中"与"和"的原始认知基础。不管是"中""和"还是"中和"的认知机制，都源于人们现实生活中的经历和体验，在每种经历里，对主体来讲，人和人的经历都是隐喻映射的源域模型（李孝英，解宏甲 2018：33），这也是体验哲学或具身哲学的出发点。本文以此为理论基础，旨在对"中""和""中和"的认知机制做较为详细的探讨。

从字源看，"中""和"的概念表征是伴随人们生产、生活发展的需要而产生的。"中"的原始认知主要表具体生活实践中的空间和时间，后来发展到表抽象概念中的空间和时间。在古代先民的生活实践中，"中"概念的空间、时间认知如图 10-1、图 10-2 所示：

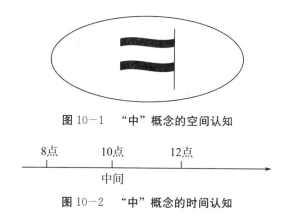

图 10-1 "中"概念的空间认知

8点   10点   12点
中间

图 10-2 "中"概念的时间认知

"中"的最初认知图式是一个区域的中心（中间），其不同的用法不过是图式的不同侧显而已。图 10-1 是"中"概念的原始空间认知图式，即在一空旷地面上建旗以致民，群众从四面八方向中间聚集。"中国"一词最早见于西周青铜器"何尊"的铭文，指西周京畿地区，"天子有道，守在四夷"，居天地之中者曰中国，居天地之偏者曰四夷，即中国居于中央，各民族以之为中心或者向其聚合。图 10-2 是"中"概念的时间认知：一事件的发生时间是从 8 点到 12 点，那么这件事的中间时间便是 10 点。时间永远向同一方向线性延伸的，它的中间也是线性事件的中间。不管实践生活中的"中"概念，还是抽象的"中"概念，都应该是一维的、线性的，其直观形象图应如图 10-2 所示。

"中"概念随着人们生活实践的丰富而变得多样化和抽象起来。人们因语言表达的需要，在现实物理空间的基础上通过心理空间的想象和投射，产生了抽象的"中"概念，如"中和""中庸""中正"等表精神的抽象概念。抽象概念的"中"空间认知如图10-3和图10-4所示：

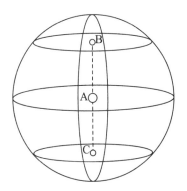 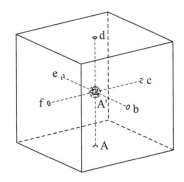

图 10-3　"中"的立体空间认知（一）　　图 10-4　"中"的立体空间认知（二）

图10-3里，抽象概念"中"从源域的A点经由隐喻路径映射到抽象的目标域B点和C点，此时B点和C点就是抽象意义的"中"概念，如"中和思想""中庸精神""美中不足""恶意中伤""如日中天""一语中的""急中生智""乐在其中""外强中干""女中豪杰""个中滋味""水中捞月""中饱私囊""驰名中外""秀外慧中""无中生有""雪中送炭""空中楼阁""中流砥柱"等抽象情感概念隐喻。图10-4里，抽象概念"中"从源域A点通过A′点映射到各抽象目标域的b、c、d、e、f点。A、A′、b、c、d、e、f点都表"正中"之意，主要强调"正"和"中"的抽象意义，如"中正不阿的品德""正中下怀""中正无邪""中正无私""大中至正""中正无邪"等抽象情感概念隐喻。

汉语是象形文字，其概念化时，能指和所指之间往往具有可论证的理据性（李孝英 2018d：86），跨域映射之后体现于隐喻的能喻与所喻也继承了这种理据性。"和"概念的起源是古代用竹做成的乐器"龠"及其三孔所发出的"和"声（周芬芬，黄信初 2014：181）。"和"概念伴随人们生活的丰富而逐渐出现。人们用"和"概念来表征乐器"龠"及其三孔发出的令人舒服的"和"声。这种现象因具有实在性而能被人听到和感受到，人们多半说"和"指声音相应。随着社会的进一步发展以及人们对生活要求的提高，语言也随之丰富和发展。在社会交际中，"和"概念演化出如"和谐""融和""中和"等词项，来表征不同事物之间的一种抽象动态平衡关系乃至自然、社会中不同事物的矛盾统一，例如"和而不同"中的"和"指含有差异的辩证的动态同一性。"和"
的原始认知比较抽象，其衍生的映射关系也是抽象的，且几乎都表抽象的理念
或关系。在百家争鸣的先秦时期，"和"成了一种重要的社会理念（毛健
2014：12）。直到现代，"和"仍然表抽象的理念或关系并与情感密切相关，如
"一团和气""一唱一和""和平共处""心平气和""随声附和""和颜悦色"
"曲高和寡""和蔼可亲"等。

在"和"的认知机制中，源域"和"的意义本身较为抽象，指声音和谐，
这是一种只能被人感知而无实体的自然现象，映射到目标域的抽象意义多指事
物之间的一种动态平衡关系。因此，"和"认知机制的完整映射过程很难用图
形来表示。如果必须用图形来表示，笔者认为中医里的阴阳图和五行相生相克
图最能淋漓尽致地表明"和"在人类社会生活中的整体内涵和意义，如图 10
—5、图 10—6 所示：

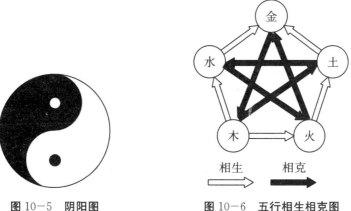

图 10—5　阴阳图　　　　图 10—6　五行相生相克图

中医里的阴阳、五行理论把自然（大宇宙）事物之间的关系映射到人体
（小宇宙）内各器官之间的相互关系。图 10—5 整体的圆形就表示整个地球或
宇宙，宇宙里的万事万物都由对立统一的一阴一阳构成，只有当事物的两方
面——阴和阳保持平衡（和）时，事物才能顺利发展。图 10—6 指在宇宙中，
事物之间都是既对立又依存的关系，也就是相生相克关系，事物只有在不断的
对立统一、运动变化中才能向前发展。人也需要不断地新陈代谢才能生存。人
体（小宇宙）内各器官之间同自然（大宇宙）事物之间一样，具有相生相克的
关系，只有这种关系达到平衡（和），人体才能真正健康。中医的治疗、养生
以及诊断理论都是基于此平衡（和）发展起来的。

"中和"情感隐喻的认知机制立足于"中""和"两个概念。从"中"和

"和"的原始认知来看，"中和"既重视形式上的"中"，又注重关系上的"和"。"和"就是"充气以为和"的"道"，也就是尊重自然规律的"道法自然"，可以说"和"就是"规律"的和谐运行。图 10−5 和图 10−6 除了可以表"和"之意，也表"中和"之意，而且是"中和"思想和意义的恰当展现，是"中和"情感隐喻的认知机制的源域。而"中和"抽象情感意义的产生则是通过隐喻映射和心理空间整合来完成的。如：某单位甲与乙两个员工由于某些利益关系产生了冲突，此时他俩属于相克和对立状态，可为了工作顺利开展，领导就会想办法"中和"（调和）两人的矛盾关系。这时"中和"便由"相克对立"关系转化成"相生依存"关系。这体现出"中和"思想作为中国人立身处世以及养生治病的准则和指导思想的实际应用。"中和"是中国人认知世界的基本思维方式，已经深深根植于人们的行为和语言思维中，在中国传统历史文化里占主导地位，且带有深刻的情感烙印。

通过对"中和"概念的追索、探源及其情感隐喻的原始认知研究，我们发现"中和"是由具体向抽象引申的，这说明认知语言学中的情感隐喻具有强大的解释力，也说明取类比象这一中国哲学和思维方式具有普遍性。"中和"的原理是普遍的，它是中华民族独具特色的思维方式，并根植于人们的思想和行为之中。与此同时，基于"中和"相关情感隐喻的研究，可以看出情感隐喻思维是人类基本的认知思维方式之一，它贯穿于人们生活的始终。对"中""和"以及"中和"做历史语言学起源探析后，我们了解到"中和"思想对中华各民族的团结和稳固产生了极大的作用。在对"和""中和"抽象情感语言认知机制的分析中，我们惊叹于古代先贤的聪明才智，他们以阴阳、五行为基本学说，形成了世界上独特的中医诊病、治疗和养生的医疗理论体系，给人类创造了无比宝贵的财富。从对"中和"情感语言认知思维的研究中，笔者深深感受到"中和"思想一心讲求团结和谐的情感因素可以有效化解竞争的残酷，对在靠高科技竞争产生经济效益的现代社会中构建人类命运共同体这一伟大使命来说，具有至关重要的意义。在实现"中国梦"和构建和谐社会的今天，我们应遵循传统的"中和"思想，向社会输送正能量，造福人类。

11　中医古籍情感隐喻的翻译

中华传统文化全面复兴和向世界各国讲中国故事是当前形势之所趋。中国医药文化外译是中国文化"走出去"的核心竞争力之一，这不仅可以增进中西方文化交融，消除西方对中国医药文化的误解，同时也有利于中国文化的有效传播与中国医药海外传播话语体系的构建。中医理论有其自身的优点和科学性，在知识论上它与西方现代体验哲学相契合，而其独到之处却是西医无法比拟的（李孝英 2018a：22）。中医文化应"插上腾飞的翅膀，走出中国，走向世界"，与世人分享。为了有效地向世界传播中国医药文化，本研究围绕"传统文化翻译""中医情感术语翻译""中国医药文化翻译与传播"等主题进行拓展。英语是全世界最主要的国际通用语，因此本章主要分析中医古籍情感隐喻的英语翻译。

11.1　中医"中和"相关术语英译

中医理论因其认识论和方法论体系的完备性而可以成为中华优秀传统文化复兴的抓手之一，在知识论和经验论上，它与西方现代体验哲学相契合，而其系统论和全息论观念以及辨证施治的方法却是西医无法比拟的。中医作为中国优秀传统文化，是人类宝贵的财富，应服务于世界人民。在大力倡导中华文化"走出去"的当下，中医文化理应成为传播中国文化的核心之一。以下将对中医药文化核心术语概念"中和"的英译现状、文字缘起、认知理据以及"中和"相关术语的英译进行初步探讨，以期在中医术语翻译研究方面抛砖引玉，进一步推动中国传统文化翻译学科的研究向前发展。

中医理论体系是建立在"中和"思想基础之上的，源于人们几千年来在生产生活中长期积累起来的无比宝贵的经验。中医"天人合一"的理念就是基于"中和"思想发展而来的。"中和"思想，"中"是归宿，"和"是过程，一定程度上的"和"可以达到相应的"中"，"中"与"和"在动与静之间不断交替变化并曲折前进、上升（彭吉勇 2004）。"中"与"和"构成的"中和"，是中医理论和治疗方法的精髓。基于中国传统哲学理论，从认知语言学视角出发，对中医"中和"相关术语英译进行探索和研究，有助于使中医术语翻译更贴切，更符合人类的认知思维，更能准确反映中医的本真意义。

11.1.1 中医"中和"相关术语英译现状

由于西方国家对中国文化的忽视（李孝英 2018a），中医文化翻译起步较晚，开始于明末清初，对中医的翻译很稀少，质量也参差不齐。在中医学发展史上，具有里程碑意义的四大经典《黄帝内经》《难经》《伤寒杂病论》《神农本草经》都有英译本，"中和"及相关术语的英译散见于其中。《黄帝内经》的英译版本较多，有13种，里面包含的"中和"相关术语英译语料也较多。据笔者考察，吴连胜和李照国两位译者的英译本有《素问》和《灵枢》的完整译文；Henry C. Lu 的英译本是否完整尚待考证，目前可知的译本是《素问》，其余英译本都是关于《黄帝内经》的部分章节或解说。《难经》《伤寒杂病论》《神农本草经》的英译比较少，而且各家翻译标准不一。总体上讲，国内外对中医古籍的翻译存在译名不统一、缺少系统性、措词不精确等问题，尚处于粗糙的语义解释层面（李孝英 2018a）。

《黄帝内经》是集中医理论体系、治疗原则、中医病机病理于一体的中医文化之源，是中医文化的核心，最能全面反映中医文化全貌。因此对于"中和"相关术语英译，笔者以《黄帝内经》的三个英译本为例，以管窥中医文化英译之现状。笔者选取 Henry C. Lu 译本（1990），吴连胜、吴奇译本（1997），李照国译本（2005）中的"中和"相关术语翻译进行研究。选取此三人的译著原因有三：一是他们都是现代人，二是他们都国内外知名译者，三是他们的译文在很大程度上能代表和反映国内外中医翻译概况。

《黄帝内经》有关"中""和""中和"的表述及其英译如：

〔例 65〕阴中有阴，阳中有阳。（《素问·金匮真言论篇》）

Lu 译：It is maintained that there is Yin within Yin and there is Yang within Yang.

吴译：Yin associates with the interior, and when the Yin energy stays inside, it is Yin in the Yin; Yang associates with the exterior, and when the Yang energy stays outside, it is Yang in the Yang.

李译：That is why it is said that there is Yin within Yin and Yang within Yang.

"中"表静态，指称一种模糊的范围，对应的"in"和"within"都可以表达"中"这一概念。"within"具有强调意味，可以突出"中"的含义，更加形象。当然，仅从词项的选用还不足以评判用词的准确度，还要看词项的组合关系。由于"阴""阳"是相互转化的，"in"和"within"都不应该是静止不变的，吴译本表达"中"虽然用的是"in"，但由于其解释性的扩展——"stays inside""stays outside"，表现的是静态关系，所以其译文的含义便不具有动态性，相较而言准确性稍差。

又如：

〔例 66〕上古之人，其知道者，法于阴阳，和于术数，食饮有节，起居有常，不妄作劳，故能形与神俱，而尽终其天年，度百岁乃去。（《素问·上古天真论篇》）

Lu 译：... remained in harmony with numerical symbols which are the great principles of human life.

吴译：They were able to modulate their daily life in harmony with the way of recuperating the essence and vital energy.

李译：... adjusted Shushu（the ways to cultivate health）.

Henry C. Lu 译"和"为"remained in harmony with"，吴译"modulate their daily life in harmony with"，李译"adjusted"。"和"在英译中没有对应的术语，而是体现于叙述之中。要准确理解和翻译"和于术数"中的"和"，首先要理解"术数"指的是什么。"术数"指观察自然界的各种现象来推测人的气数和命运的方术，也称"数术"，而与之搭配的"和"指保持相反事物之间的动态平衡状态。借此我们可以看出 Henry C. Lu 的译文较为准确地表达了"和"之意义，体现了动态中的"静"与"规律"。吴译以"modulate"与后文的"in harmony with"相配合，强调了"和"的结果和状态，但重心在动作，因此不够贴切。而李译只强调了动，没有体现动中的静，因此没有传达出中医的真正内涵。相较而言，Lu 译、吴译、李译在"和"的意义表达上准确性逐次递减。

再如：

〔例 67〕如是则内外调和，邪不能害，耳目聪明，气立如故。（《素问·生气通天论篇》）

"内外调和"指内外取"中"，达到"中和"的平衡状态。该例在语言表征上只出现了"和"，而"中"之意义暗含在语境里，保持动中之静。且看三种译文如何表现：

　　Lu 译：This, in turn, will result in a harmony between the deep Yin and superficial Yang.

　　吴译：In this way, one may keep his internal and external condition of Yin and Yang energies in harmony.

　　李译：In such a way, the internal and the external will be harmonized.

　　Lu 译"result in a harmony"预设了人的施为，而李译"be harmonized"则被动意味更为突出，此两种译文都有身体被迫"调和"之意，有悖于中医理论宗旨，即通过人体自身调节生理功能的平衡来防御疾病。"和"应是主动的，被动的"和"不能真正达到"中和"状态。吴译本为"keep...in harmony"，更加贴近"和""中和"概念的原始认知。

　　由于篇幅有限，在此只举以上三例说明目前中医里"中和"英译存在的问题：一是译名不统一，尚处于粗糙的语义解释层面；二是"中和"在中医里的翻译还未引起足够的关注，译者没有吃透原文的真正含义。从根本上讲，原因主要是译者没有遵循中医文化认知，没有从"中和"概念的认知理据出发准确认知中医里最重要的"中和"及相关术语。

　　从事中医文化的译者首先应明确"中""和""中和"等概念，获得准确的认知。为了探讨中医文化翻译的合理性根据，我们且对"中""和""中和"进行追溯和考察，并力图在英语中找到对应的概念。

　　"中"概念的原始认知主要指空间上的"中间""中央"，可以对应英文的"middle"或"center"，如：

　　〔例 68〕故两军相当，旗帜相望，白刃陈于中野者，此非一日之谋也。(《素问·玉版篇》)

　　人们的思维和语言具有隐喻性机制，可以从实物概念映射到抽象概念。"中"在实物概念基础之上有了引申意义，即中正、不偏不倚、无过不及等。由于中、英两种语言的隐喻路径不尽相同，其引申义所对应的英文不宜拘泥于"middle"或"center"，还可以处理为"neutralization""moderation""balance""equilibrium"等。在此引申意义之上，"中医"顾名思义就是一种基于中正、不偏不倚、无过不及理念的医学。中医里的"中"指两种性质相反的事物通过运动变化达到"平衡"或"执中"的状态，也就是通常所指的阴阳平衡，如：

〔例 69〕迎之五里，中道而止，五至而已，五往而藏之气尽矣，故五五二十五而竭其输矣。（《灵枢·玉版》）

在中医文献里，"中"概念很多都被"中"的意境义取代，如"平""秘""平衡"等。如：

〔例 70〕阴平阳秘，精神乃治，阴阳离决，精气乃绝。（《素问·生气通天论篇》）

又如：

〔例 71〕谨察阴阳之所在而调之，以平为期。（《素问·至真要大论篇》）

〔例 70〕里，如果考虑阴阳的总体效果，"平""秘"均可英译为"moderate"或"balanced"，两者均为"中和"之意，但如果考虑阴阳在人机体里的功能，那么也可以把"平""秘"分别英译为"convergent"和"resisting"。〔例 71〕里的"平"可英译为"moderate"或"balanced"。

一旦违背了"中"，人体就脱离了健康状态。所以，中医里所有病机、病理生理的阐述都围绕"中"而展开。很多论述虽然表面没有"中"字出现，但始终以"中"为准绳和标准，属于静态范畴。如：

〔例 72〕上古之人，其知道者，法于阴阳，和于术数，食饮有节，起居有常，不妄作劳，故能形与神俱，而尽终其天年，度百岁乃去。今时之人不然也，以酒为浆，以妄为常，醉以入房，以欲竭其精，以耗散其真。不知持满，不时御神，务快其心，逆于生乐，起居无节，故半百而衰也。（《素问·上古天真论篇》）

上例阐述里没有"中"，也没有"平""秘"等字出现，但都围绕"中""平"展开。其内容是岐伯论述两种生活状态的最终结果：一种始终保持生活"中""节""常"，做到"食饮有节，起居有常，不妄作劳"，因此健康长寿；另一种偏离"中"，经常"以酒为浆，以妄为常，醉以入房，以欲竭其精，以耗散其真。不知持满，不时御神，务快其心，逆于生乐，起居无节"，最终早早病死。

声音相和是"和"的原始意义，而饮食之和、五味之和都是后来随着生产生活的需要而产生的。再后来，"和"发展成情感、家庭、人与人、人与自然、社会治理以及所有自然界事物之间动态关系的抽象描述，成为自然和社会发展的动态规律，即上升到"道"的境界，并成为中医理论最为核心的元素。人体各器官各元素若没有动态"和",人就没有生气。因此,"和"在中医里有阴阳平衡、五行相生、天人合一之意,都指相反事物之间的动态平衡,其名词性用法用英语可表示为"harmony""a movement that follows the laws of nature""compliance with",形容词性用法用英语可表示为"harmonious""in harmony with",动词性用法用英语可表示为"balance""keep balance"等。不管人体各器官还是各种情志,只要达到"和",人体就会处于健康状态;反之,就处于失衡的生病状态。在中医里,有很多表述直接使用了"和"。如〔例 66〕中的"和于术数"是指人们能够调节他们的日常生活,使他们的精力和生命力相协调,其中"和"就是调节、协调之意。又如:

〔例 73〕二八,肾气盛,天癸至,精气溢,阴阳和,故能有子。

(《素问·上古天真论篇》)

整句话的意思是指男子在 16 岁,肾气充盛,天癸到来,精气充盈,阴阳调和,具有生育能力。其中"阴阳和"指的是精气充盈,身体各方面的生长平衡协调。再如前文〔例 63〕中"和喜怒而安居处"意思指智者养生时平和于七情的喜怒,而定安于清静的居处。其中"和"是"平和"之意,此时"和"作谓语可以译作"balance""modulate""moderate",可见其意义等同于"中"。因此"和"与"中"意义可以是一致的,只是侧重点不同,"中"主要表静态,"和"主要表动态,"中和"则指动静相和。

"中和"思想体现在五个方面:天道变化的谐和状态、人与天地的谐和关系、人与社会的谐和相处、人体功能的谐和状态、养生的指导原则(谭烨,田永衍,任红艳 2016:55)。中医里的"中和"表面上体现在后两个方面,实际囊括了以上五个方面。"中和"是中医之灵魂和根本思想,离开"中和"没法谈中医,甚至在现实生活中"中和"很多时候可以直接指代中医。既然"中和"是根本,是核心,那么正确翻译中医里的"中和"就显得至关重要,英译中医理论必须探究中医术语的原始意义和隐喻路径,以便在英语中找到最佳对等词。上文分析的三种译本,其缺点不在词项误译而在缺少中医所依托的系统论观念。以下我们再从认知语言学视角入手,探索"中和"的英译问题。

11.1.2　中医"中和"相关术语英译认知理据

学科翻译中,术语翻译至关重要。"中和"是中医理论与实践的核心与灵魂,既能表达人体有形脏腑之气血变化、人与自然的关系,又能表达人的社会属性。因此,"中和"术语英译应遵循人类对"中和"概念表征的认知规律和理据。

　　理据对于词义具有认知功能，因此理据的认知价值及对意义创生的作用不容忽视（赵彦春 2014）。从"中""和""中和"的词源看，最开始"中"和"和"的意义是根据人们表达的需要而分别产生的，随着社会的发展，尤其是中医出现后，就很难区分"中""和""中和"了，虽然它们的意义有微妙差别，但"中""和"几乎都捆绑在一起表"中和"之意，描述一种有利于人体发展的自然状态，即人体在生命运动中达到静态与动态的平衡。"中""和"概念的表征较少直接出现在中医论述里，常用两种相反的情形或现象替代，其意义消融于两种相反情形或现象的语境里。如：

　　〔例 74〕故阳强不能密，阴气乃绝，阴平阳秘，精神乃治，阴阳离决，精气乃绝。（《素问·生气通天论篇》）

　　阴、阳是一对矛盾现象，只有阴阳二气在人体运动变化中取得"中和"，即动态平衡，人体才会健康，否则就会"精气乃绝"而生命终止。该例中没有直接概念表征"中""和"，却表达了典型的"中和"之意。"中"在中医理论表述里较少见到。"和"散见于中医理论论述中，表"中和"意。中医理论直接出现概念表征"和"，是强调与人体健康相关的各方面的动态规律和动态平衡，达到一种自然的生命状态（natural life）。根据"中""和""中和"的词源认知理据，结合具体语境，对相关术语进行英译，就能译得更符合人们的语言认知状况，准确表达中医理论。笔者认为除了根据上下文把"中和"英译为"moderation""moderate""moderating""balance""balancing""balanced""modulate"等以外，基于"中和"是"道"和"中庸"所要求的最佳状态这一认识，在具体语境下还可以英译为"natural"，而"中和"的辨证论治整体观可以英译为"holistic"。为了让目的语读者更容易理解"中和"作为中医核心理论和治疗原则的意义，甚至可以直接把"中和"英译为"wellness"。英语中有"wellness movement"的说法，西方人大多熟悉"wellness"与身体健康相关的意义。

11.1.3　中医"中和"相关术语英译探索

　　"中和"的英译对中医走向世界至关重要，把握好其准确英译，有助于推动中医进一步国际化。中医典籍里，"中和"很少出现，就连中医源头典籍《黄帝内经·素问》里也仅有一处"中和"：

　　〔例 75〕酸入于胃，其气涩以收，上之两焦，弗能出入也。不出

即留于胃中，胃中和温，则下注膀胱。（《灵枢·五味论》）

医家们大多时候都采用"中和"的近义概念来表述其意义，如：

〔例76〕六者，或收或散，或缓或急，或燥或润，或软或坚，以所利而行之，调其气，使其平也。（《素问·至真要大论篇》）

〔例77〕谨察阴阳所在而调之，以平为期。（《素问·至真要大论篇》）

又如〔例74〕"平""秘"结合起来使用就等于"中和"之意。在具体翻译实践中，要特别注重语境限制的"平"或"平秘"等近义词所表达的"中和"之意，不同的语境下同一概念译词不一，既要考虑译文的准确性，又要考虑目的语读者的接受程度。〔例76〕中"使其平也"中的"平"可以英译为"balance"，〔例77〕中"以平为期"中的"平"可以英译为"natural"，而前文〔例74〕中"阴平阳秘"中的"平""秘"都表"平衡""中和"之意，但在具体翻译过程中可分别英译为"convergent""resisting"。"阴平阳秘"的具体意义指真阴要收敛、收藏阴精，并能滋养、收敛真阳（阴平），真阳要生长生发、抵御外邪，并不让真阴外泄而固束真阴（阳秘）。这里真阴和真阳就是形而下和形而上的关系，也可以隐喻为土壤与土壤中的植物。

除了要特别注重"中""和""中和"在中医经典理论里的英译外，还要注重现实生活中与"中和"相关的术语。那么现实生活中，中医"中和"相关术语包括哪些呢？在现实生活中，人们与"中和"及相关术语接触较多，例如"中和思想""中和中医门诊部""中和中医馆""中和医派""中和医派医馆""中和医派研究会""中和艾灸""中和茶疗""致中和""执中和""中和汤""中和天庭"等都较为常见，分别可以对应译为"Moderation Thoughts""Holistic Chinese Medicine Clinic""Holistic Chinese Medicine Centre""Holistic Medical Faction""Holistic Faction Medical Center""Holistic Medical Faction Research Association""Balancing Moxibustion""Wellness Tea""Natural State""Balancing State""Wellness Soup""Wellness Heaven"。

不管在中医经典理论还是现实生活中，"中和"及其相关术语的翻译都很重要，需体现中医的精髓和核心思想。前文摘选了《黄帝内经》Henry C. Lu译本、吴连胜译本、李照国译本对"中""和""中和"的英译进行对比，认为吴译本对"中""和""中和"保持了语言的原始认知理据，较为合理，可以为中医典籍翻译者所借鉴。现代生活中关于"中和"的相关术语也应遵循"中"

"和""中和"语言的原始认知理据。"中和"在现代生活中很多时候代表中医辨证论治的整体观和天人相应的自然和谐思想。这些"中和"相关术语在不同的术语语境下有不同的译法,如有"moderation""holistic""balancing""wellness""natural"等,能在很大程度上体现中医理论与治疗体系里"中和"的辨证论治整体观和天人相应的自然和谐思想。

综合上述考察与分析,"中和"作为基本术语,其英文译词可以优选出"harmony""moderation",根据具体语境也可以选用"holistic""balanced/balancing""natural""wellness",而用短语译时可以采用"keep... in harmony""remain...good balance"之类表示自然状态的表达法。

"中和"是中医理论体系与治疗实践中的核心和关键概念。"中和"体现了阴阳、五行、人与自然、天人相应等关系。在大力倡导中医文化"走出去"的今天,中医核心概念"中和"的英译问题自然也就成了翻译学研究的话题。"中和"在其本义的基础上衍生了很多重要的相关概念。这些相关概念也成为中医理论体系与治疗实践的重要概念,对这些概念的英译研究非常必要。根据前文的个案分析,中医理论的英译还有很大的提升空间,中医文化译者应加强对中医核心概念"中和"的准确认知。以上研究表明,译文不可拘泥于现成的所谓"对等词",而应根据认知理据和语境,准确把握原文的思想。不管是古籍还是现代汉语文本,抑或是现代生活实践中涉及"中和"或其相关术语的英译时,首先必须遵循"中""和""中和"词源认知理据,同时要忠实于具体语境,做到准确翻译,在此前提下兼顾目的语读者的接受程度。总体上讲,"中和"相关术语翻译研究是中医文化翻译的重要组成部分,在一定程度上有利于中医海外传播话语体系的构建。

11.2 中医情感术语英译

积极推动可以代表中国文化的中医药文化在"一带一路"沿线国家以及更广大地区的深度传播,有利于增强人们对中国传统医药的准确认识和接受,同时更能促进中医药文化与世界文化的交流。中医术语的外译是中医外译的核心,要做好中医外译工作,首先需要解决的就是中医术语的外译。本节通过对比四部中医术语词典中情感术语的英译以及详细考察《黄帝内经》中情感术语"喜""悲"的英译,一方面尝试提出更加符合原文、更能表达原本情感色彩、更能体现中国传统文化特色的情感术语英译方法,另一方面旨在强调中医外译与传播急需统一的中医术语翻译标准。

11.2.1 中医情感术语英译现状

中医文化里的情感主要指的是中医学上的情志，情志属于中医学的病因（cause of disease）和病机（mechanism of disease）范畴。笼统地讲，中医的情志就是指七情和五志，七情即喜、怒、忧、思、悲、恐、惊，五志即喜、怒、忧、思、恐。"情志"翻译成英文为"emotions"，或者可以直接用拼音转写为"Qing Zhi"。从英文的翻译我们不难看出情志就是指所有的情绪和情感。参考现代心理学对情绪、情感的定义，可将情志的内涵总结为：人通过评价外界客观事物与自身需要的满足程度而产生的态度体验。情志的产生以五脏精气作为物质基础，情志活动是各脏腑功能活动的表现（魏盛，胡春雨 2014：348）。中医的情志定义相较心理学上的定义更具有临床可操作性，原因在于其"除强调外来刺激产生情志的同时，也注重体内脏腑气血功能状态变化对情志过程的影响"（魏盛，胡春雨 2014：348）。从语言学视角来说，中医的"情志"就是平常人们所说的"情感"。本研究中的情感术语主要指中医里的七情，即喜、怒、忧、思、悲、恐、惊。

目前中医情感术语的英译没有统一的标准。我们通过比较国内外较为权威的四个中医术语翻译标准/词典（《汉英双解中医临床标准术语辞典》《中医基本名词术语中英对照国际标准》《中医药学名词》《传统医学名词术语国际标准》）里的情感术语英译，考察其英译状况，以窥见和推断中医文化中情感术语英译现状。表 11-1 是七情的翻译情况：

表 11-1　中医情感术语翻译

书名	情感术语	英译
《汉英双解中医临床标准术语辞典》（李照国 2017）	喜、忧、思、悲、恐、惊	joy, anxiety, contemplation, sorrow, fear, fright
《中医基本名词术语中英对照国际标准》（李振吉 2008）	喜、怒、忧、思、悲、恐、惊	joy, anger/rage, anxiety, thought/pensiveness, sorrow, fear, fright
《中医药学名词》（王永炎 2005）	喜、怒、忧、思、悲、恐、惊	joy, anger/rage, melancholy, pensiveness/worry, sorrow, fear, fright
《传统医学名词术语国际标准》（WHO 2007）	喜、怒、忧、思、悲、恐、惊	joy, anger, anxiety, thought, sorrow, fear, fright

以上四种翻译文献对中医七情翻译的不统一之处显而易见，情感术语中"忧""怒""思"翻译不统一，而且另外四个译法统一的术语还不能保证符合中医学原理和语言学认知理据，甚至在《汉英双解中医临床标准术语辞典》（李照国 2017）中的术语常用汉字译法总结里没有七情中的"怒"。由此可以窥见各种中医译本对情感术语英译的信度和效度不够。可以想象目前国内外的中医翻译依然不够成熟，这也是西方人难以接受中医文化的原因之一。这种情况下，翻译者理应肩负起传播中医文化的历史责任和担当。

11.2.2 中医情感术语翻译原则和认知理据

要把中医文化里的术语翻译准确，做到"信、达、雅"，需要遵循翻译的原则和语言的认知理据。李振吉（2008：XXXIV）认为"中医术语翻译力求英译信、达、雅，为此，应遵守以下基本原则：

①对应性：英译词义尽量与其中文学术内涵相对应，是最重要的原则；②简洁性：在不影响清晰度的前提下，译名越简单越好，避免辞典式释义；③同一性：同一概念的名词只用同一词对译；④约定俗成：目前已通行的译名，与前述原则虽然不完全符合，仍可考虑采用"。

在翻译中医术语时除了遵守以上四个原则，还要遵循语言的认知理据，也就是遵循语言文字的认知规律，否则译文无法还原原文的意义。不同语言的表达之间总是存在着以共同的意义为基础的对应关系，这是联系原文与译文的必然纽带（肖开容，2018：92）。

语言具有理据性意味着语言需有理据来支持并可以论证。语言的理据性就是承认语言与物质世界中的能指与所指之间有一定的联系，即语言形式与意义之间的匹配关系有一定的理由。西方语言的概念化和中文的概念化在文字上有所不同：前者在概念化时，能指与所指可以彻底分离，即形式和意义之间没有必然的联系，比如"dog"指"狗"，"dog"的语音形式和"狗"的概念或意义之间并没有直接的联系；后者是象形文字，因此在概念化时能指和所指的联系往往有可论证的理据（李孝英 2018d：86）。对于语言的理据，学者们从不同角度进行了定义。Hiraga（1994：8）将理据视为"形式与意义之间的一种非任意关系"；Haiman（1985）定义理据为"设想现实中语言的一种结构相似性"；Geeraerts（2002：436－437）认为"理据是字面意义与修辞意义之间的一种范例关系"；许国璋（1991：38）从人类语言文字的产生缘起和过程来定义理据，即"心生而言立，言立而文明，自然之道也"；赵彦春（2011：2）从词义入手为理据下定义，认为"所谓理据，指的是为什么某个词汇单位自然地具有它现在的意义，或者表明为什么某个特定意义对于我们的感官来说，用某个音或词来表达就更自然或更合理些"。不管学者们从哪个角度出发定义语言的理据，都是基于人的感觉和体验，这是典型的认知语言学的理据观点。认知语言学认为语言是有理据性的，和索绪尔的语言任意性理论恰好相反。索绪尔所指的任意性认为语言与物质世界中的能指与所指之间的关系是任意的，也就是说语言符号与其意义之间没有任何关联。认知语言学对语言的理据性从人的体验出发并在多个方面做了论证，比如从神经语言学、心理语言学等学科中寻求有力的支撑，证明语言符号与其意义相匹配的现象与切身体验。现实世界中的拟声、拟像性或像似性（iconicity）无论如何都是任意性所不能解释的。像似性最能体现语言的理据性，因为物质世界充满像似性，所以物质世界无处不存在隐喻语言；物质世界的像似性就意味着语言的理据性。

在对《黄帝内经》中的情感术语进行英译时，首先要准确理解情感术语在具体语境中的意义，而情感术语的意义是通过事物之间的像似来被理解和认知的。像似性通过人的体验获得，它建立在人的体验基础之上，并涉及人脑神经元、心理活动、社会文化诸多方面。因此，翻译过程是源语语言文字体验认知过程向目的语语言文字的体验认知转换的过程。而情感术语的翻译需要译者有直接或间接的切身体验，因为情感本身就是抽象模糊的情感体验，其翻译过程更需要语言文字的体验理据性。

11.2.3 《黄帝内经》情感术语英译

前文考察和比较了国内外较为权威的四个中医术语翻译标准版本里的情感术语英译，由此我们了解到中医情感术语的翻译存在差异，出现差异的原因在于没有遵循语言文字的理据性和相应的翻译原则。下文将以《黄帝内经》中的情感术语"喜""悲"为例，考察其认知理据，进而探讨其英译问题。从语言学角度研究"喜"和"悲"的翻译不仅遵循了中医术语的翻译原则，也能在翻译中展现中国传统文化的特色。

由于人类具有相同的生理器官这一物质基础，所以人类在语言思维上具有共性。语言是情感概念的重要信息来源，情感及其概念不借助语言的指称就无法得到充分的解释（李孝英 2016a：59）。《黄帝内经》中情感术语"喜""悲"和其他语言在认知方式上应该具有共性，也可能存在差异。Kövecses（2000）发现英语、匈牙利语、波兰语、汉语、日语、沃洛夫语和塔希提语在情感隐喻上非常相似，如 HAPPINESS IS UP（开心是向上的），HAPPINESS IS

LIGHT（开心是光亮的），HAPPINESS IS A FLUID IN A CONTAINER（开心是容器里的液体）。Yu（2003：142）发现汉语和英语在思考隐喻上非常相似，如 THINKING IS MOVING（思考是移动的），THINKING IS SEEING（思考是看见），THINKING IS OBJECT MANIPULATION（思考是操控物体），ACQUIRINGING IDEA IS EATING（获得想法是进食食物）。我们以《黄帝内经》中情感术语"喜""悲"的典型实例来探索人类情感语言具有共性的理据。如：

〔例78〕多阳者多喜，多阴者多怒，数怒者易解，故曰颇有阴，其阴阳之离合难，故其神不能先行也。（《灵枢·行针》）

此例的意思是阳气偏重的人经常都很愉快开心，阴气偏重的人容易生气发怒。中医里阳的属性是轻的、上升的、容易散发的、向上的、气体的，阴的属性是重的、下沉的、向下的、固体的。从阴阳属性中我们可以看出阳是 UP（向上），阴是 DOWN（向下），而中医医学原理是"阳气偏重的人经常都很愉快开心"，说明中医医理语言、情感语言和英语情感语言具有共通性，其认知理据具有趋同性——高兴是 UP（向上），愤怒是 DOWN（向下）。然而正因为人类语言普遍存在一致性，很多译者在翻译同样的情感术语时，忽略了其可能存在的差异性，从而导致翻译的错误。

Kövecses（2000：2-4）认为"在英语中，更基本的情感词汇包括愤怒、悲伤、恐惧、快乐和爱"，他对英语的基本核心情感概念进行了系统的概念化，并作了典型性分析，其中包括"happy"和"sad"，但没有对"joy"和"sorrow"进行概念化。这说明了在英语中核心的基本情感概念是"happy"和"sad"，同时启示我们：汉语核心情感概念"喜"和"悲"对应的英语核心情感概念应是"happy"和"sad"，而不是"joy"和"sorrow"。因此，我们可以说前述《汉英双解中医临床标准术语辞典》《中医基本名词术语中英对照国际标准》《中医药学名词》《传统医学名词术语国际标准》对"喜"和"悲"的英译并不准确。

那么中医里的"喜"和"悲"是不是就只能英译为"happy"和"sad"呢？答案是否定的。Kövecses（2000：24）对"happy"和"sad"的具体概念化与《黄帝内经》里"喜""悲"的概念化分别见表11-2和表11-3：

表 11－2　Kövecses 对"happy"的概念化与《黄帝内经》"喜"的概念化

Kövecses 对"happy"的概念化	《黄帝内经》里"喜"的概念化
HAPPY IS UP（喜/高兴是向上）	XI IS UP（喜是向上）
HAPPY IS BEING OFF THE GROUND（喜/高兴是离开地面）	
HAPPY IS LIGHT（喜/高兴是光）	
HAPPY IS VITALITY（喜/高兴是生理功能）	XI IS VITALITY（喜是生理功能）
HAPPY IS WARM（喜/高兴是温暖）	
HAPPY IS HEALTH（喜/高兴是健康）	
A HAPPY PERSON IS AN ANIMAL THAT LIVES WELL（一个喜/高兴的人是生活得好的动物）	
HAPPY IS A PLEASURABLE PHYSICAL SENSATION（喜/高兴是愉快的感觉）	XI IS A HEALTH OR A PLEASURABLE PHYSICAL SENSATION（喜是健康或一种令人身心愉悦的感觉）
HAPPY IS A FLUID IN A CONTAINER（喜/高兴是容器里的液体）	XI IS A FLUID IN A CONTAINER（喜是容器里的液体）
HAPPY IS A CAPTIVE ANIMAL（喜/高兴是被捕的动物）	XI IS A CAPTIVE ANIMAL（喜是被捕猎的动物）
HAPPY IS AN OPPONENT IN A STRUGGLE（喜/高兴是搏斗中的对手）	XI IS AN OPPONENT IN A STRUGGLE（喜是搏斗中的对手）
HAPPY IS A RAPTURE/HIGH（喜/高兴是狂喜或高兴）	
HAPPY IS INSANITY（喜/高兴是精神狂病）	XI IS INSANITY（喜是精神狂病）
HAPPY IS A NATURAL FORCE（喜/高兴是自然力量）	
	XI IS AN INCLINATION OR OFTEN OR MORE（喜是倾向性或经常或更大程度）
	XI IS A NATURAL FORCE OR PATHOGENIC FACTOR（喜是自然力量或致病因素）

表 11-3　Kövecses 对 "sad" 的概念化与《黄帝内经》"悲" 的概念化

Kövecses 对 "sad" 的概念化	《黄帝内经》里 "悲" 的概念化
SAD IS DOWN（悲是向下）	BEI IS DOWN（悲是向下）
SAD IS DARK（悲是黑色）	
SAD IS LACK OF HEAT（悲缺乏热）	
SAD IS LACK OF VITALITY（悲缺乏生理功能）	BEI IS LACK OF VITALITY（悲是缺乏生理功能）
SAD IS A FLUID IN A CONTAINER（悲是容器里的液体）	BEI IS A FLUID IN A CONTAINER（悲是容器里的液体）
SAD IS A PHYSICAL FORCE（悲是身体力量）	BEI IS A PHYSICAL FORCE（悲是身体力量）
SAD IS AN ILLNESS（悲是疾病）	BEI IS AN ILLNESS（悲是疾病）
SAD IS INSANITY（悲是精神疯狂病）	BEI IS INSANITY（悲是精神狂病）
SAD IS A BURDEN（悲是负担）	
SAD IS A LIVING ORGANISM（悲是生物）	
SAD IS A CAPTIVE ANIMAL（悲是被捕猎的动物）	
SAD IS AN OPPONENT（悲是对手）	BEI IS AN OPPONENT IN A STRUGGLE（悲是对手）
SAD IS A SOCIAL SUPERIOR（悲是社会优胜者）	

　　要分析《黄帝内经》中情感术语 "喜" 和 "悲" 的认知理据，并理解其准确意义，我们必须要分析 "喜" 和 "悲" 在具体文本语境中的概念化意义，这样才能清楚它们存在的具体共性和差异，尤其是它们的差异。从表 11-2 对《黄帝内经》"喜" 的概念化与英语 "happy" 的概念化对比，可知二者的概念化思维大致一致，只是有两方面的思维存在差异。这说明《黄帝内经》里的 "喜" 具有中国文化特色和意义，不能简单英译成 "happy"，应该采用能体现中国文化特色的翻译方法，即音译法。而从表 11-3 可知，《黄帝内经》"悲" 的概念化思维与英语 "sad" 的概念化思维基本一致，可以采用直译法，即把 "悲" 英译成 "sad"。英语 "happy" 的常用概念化意义是 "喜" 或 "高兴"，而 "sad" 的常用概念化意义是 "悲" 或 "不高兴"。《黄帝内经》里的 "喜" 在具体语境中，大部分情况下的概念化意义与英语中的 "happy" 是一致的，

只有少部分存在差异，如：

〔例 79〕喜怒不适，食饮不节，寒温不时，则寒汁流于肠中，流于肠中则虫寒，虫寒则积聚，守于下管，则肠胃充郭，卫气不营，邪气居之。（《灵枢·上膈》）

此例里的"喜"是自然力量或致病因素（A NATURAL FORCE OR PATHOGENIC FACTOR），而英语"happy"在任何语境下都不具有这一概念化意义。又如：

〔例 80〕足阳明之疟，令人先寒，洒渐洒渐，寒甚久乃热，热去汗出，喜见日月光火气，乃快然，刺足阳明跗上。（《素问·刺疟篇》）

"喜"是倾向性或经常或更大程度（AN INCLINATION OR OFTEN OR MORE），英语"happy"在任何语境下都没有这一概念化意义。因此，把《黄帝内经》中的情感概念"喜"英译为"happy"，显然是不对等的，违背了中医术语翻译的同一性原则，也没有体现出中国文化的特点。而《汉英双解中医临床标准术语辞典》《中医基本名词术语中英对照国际标准》《中医药学名词》《传统医学名词术语国际标准》均把中医情感术语"喜"译为"joy"，其语言理据不明，亦不符合中医翻译的原则。

由于〔例 79〕〔例 80〕所示情感术语"喜"的概念意义是英语情感词汇"happy"所不具有的，所以可知《黄帝内经》中的情感术语"喜"不能全部英译成"happy"，应根据不同的语境翻译成不同的英文词语，或直接用拼音转写为"Xi"。一些独具中国文化特色、含义抽象的中医术语，当用简短的英语无法准确解释时，用音译法最为合适，如"Yin""Yang""Qi""Shaoyin""Shaoyang"等；《黄帝内经》里"悲"的概念化与西方语言学家对"sad"的概念化是一致的，因此可以把中医里的"悲"英译为"sad"，而不应译为非英语基本核心层级概念"sorrow"。由于《黄帝内经》里的喜、怒、忧、思、悲、恐、惊在具体语境下具有中国传统文化特色，英语里的情感概念很难和它们准确对应，因此直译为其对应的英语是不恰当的。虽然像核心情感"悲"的体验理据和英语情感概念"sad"具有一致性，但为了体现中医文化传统的特色并遵循翻译四大原则中的同一性原则，保持核心情感概念，即中医"七情"情感概念翻译原则的统一性，笔者认为对《黄帝内经》里的喜、怒、忧、思、悲、恐、惊用音译是较好的选择，即把它们当作具有中国文化含义的特殊名词来对待。比如"喜"译为"emotion Xi"，"悲"译为"emotion Bei"，"忧"译为"emotion You"，等等。因为对情感概念进行音译时，外国读者可以根据具体语境推测其所表达的真正意义，对其能指和所指可根据上下文语境进行推测。这种译法比意译成不能统一或不确切的情感词汇更准确，也更能还原文意。

11.3　语言学视域下的中医古籍英译

中医对人类健康做出了巨大贡献，应属于世界文化遗产。一些人做出中医不属于科学的论断是由于缺乏对中医的深刻理解。理解和掌握中医古籍是当今国内外了解中医的重要方式和手段。中医既是中国优秀的传统文化，又是中国具有传承性的成熟科学，如何向世界正确传播并与世人分享中医，并在此基础上逐渐建立中医话语传播体系，是值得中医学界和外语翻译界高度重视的问题。而加强对中医古籍的研究和翻译是当今中国文化"走出去"的先头任务。

11.3.1　中医翻译的核心问题

中医翻译虽然在原理上与其他类型的翻译是相同的，但也有自身的特点和要求。准确翻译中医古籍或中医文化要求译者必须遵循一定的翻译原则，采用适合的方法，掌握翻译的核心问题。中医术语翻译是中医翻译的核心和基础，也是中医翻译的重点和难点。要做好中医术语翻译，前提是必须熟知中医古籍或中医文化语言规律、特点及文化内涵。因此，要探究中医翻译核心问题，首先要梳理中医术语英译现状，然后基于中医古籍语言特点及文化内涵探讨其英译问题，并在此基础上提出适用的翻译策略。

11.3.1.1　中医术语英译

中医作为一门学科，其术语的翻译格外重要。中医术语的英译版本较多，没有统一的标准，翻译方法和原则各有不同，这使得中医英译陷入困境。通过比较，笔者认为李振吉主编的《中医基本名词术语中英对照国际标准》（2008）较为科学，值得借鉴。该中医术语国际标准编写的参与者来自众多国家和地区，编写时考虑了跨文化和跨地域问题。基于此，本书对于中医术语英译问题，首先考察该国际标准，以窥目前中医英译存在的优点和不足。

根据翻译的对应性原则，中医术语"五时""五志""五声""五味""五音""五官"分别对应的英译为"five seasons""five emotions""five voices""five flavors""five notes""five zang-organs"，这些英译可以在所指和能指上对应于原文。根据简洁性原则，中医术语"辨证论治"可以译为"syndrome differentiation and treatment"，在不影响清晰度的前提下，也可以译为"syndrome differentiation"。根据同一性原则，如中医术语"三焦""上焦"

"中焦""下焦"分别译为"triple energizer""upper energizer""middle energizer""lower energizer",人体三焦中的"焦"始终英译为"energizer"。根据约定俗成原则,具有中国文化特色的中医术语"阴阳学说""阳气""阴气""阴中之阴""阳中之阳"分别英译为"Yin-Yang Theory""Yang Qi""Yin Qi""Yin within Yin""Yang within Yin"。这些具有中国传统文化特色的概念采取"不翻"策略,已得到了受众的接受和认同。

11.3.1.2 中医英译的几种方法

为了准确传达中医古籍的原文意义并凸显中医的传统文化特色,从认知翻译视角来讲,中医古籍的翻译主要有音译法、直译法、意译法、音意结合法以及造词法等。

音译法,顾名思义就是用汉语拼音来翻译的方法,即传统意义上的"不翻",此方法适合翻译具有中国传统文化特色而又无法用简短的外语对译的中医术语,如"Yin""Yang""Qi"等。音译法既顾及了中国文化特色,又考虑了东西方思维的差异。但遗憾的是,目前在中医翻译过程中,音译法被滥用,尤其是中医药名,几乎都采用汉语拼音转写。过多使用汉语拼音不但不能让目的语读者了解中医,反而增添了受众的理解负担。在中医翻译过程中,不宜过多采用目的语读者完全陌生的语言符号,而应在融通中西文化基础上兼顾受众的文化联想。

第二种方法是直译法,当目标语和源语的思维方式一致或概念词库重合时便可以采用直译法。中医里部分人体器官如"胆""胃""膀胱""小肠""大肠"就可以分别直译为"gallbladder""stomach""bladder""small intestine""large intestine"。但是,中医里的人体器官名称并非都与西医里的人体器官名称一致,有些不属于同一概念范畴,如中医的"心"与英文的"heart"就不是对应的。因此,在翻译中医术语时,要深挖术语内涵,不能简单直译,否则就不能做到准确翻译。

第三种方法是意译法,即从整个语境出发,把握语境意义,以在译文中最大限度地反映原文的意义。如:

〔例81〕心者,君主之官也,神明出焉。(《素问·灵兰秘典论篇》)

意译为:The heart is the monarch of the human body, it dominates the spirit, ideology and thought of man.

意译法亦可被称为描述法,是中医古籍翻译主要采用的方法。这是中医古籍的语言特点所致，也是汉语语言体系与西方语言体系差异所致。

第四种方法是音意结合法。当上义词在译语中有对等词，同时有必要说明类别时，一般会采用音意结合法。音意结合法多用于中医药名或一些中医特有的病名，如中药"泻白散"英译为"Xiebai Powder"，中医特有的病名"阳证""痹症"分别英译为"Yang syndrome""Bi symptom"。音意结合法比单纯只用音译法更准确，也更易于理解，因此在翻译中医古籍，深挖所译术语内涵后，可根据一定的文化联想，采用音意结合的方式来翻译。

除以上四种方法之外，还有一种方法叫造词法，即利用拉丁语或希腊语的词根、词首、词尾造出新的词汇，如"穴位""电针"利用造词法分别译为"acupoint""electropuncture"（马忠诚，张斌 2013）。造词法从根本上来讲是为了使中医术语单词简洁化，从认知翻译角度来说是为了使受众更容易认知和接受中医概念。这种方法能够建立起能指、所指之间的关联，既能表征中华文化的特异性，又便于西方人认知，因而也可提倡。

目前，在中医翻译过程中，译者多使用意译法、音译法或音意结合法，很少使用直译法和造词法。对中医学来讲，不用直译法和造词法会漏掉原文所表达的意义。当然，直译法和造词法需要译者深入了解两种语言文化系统和中西医术语体系的外延及内涵，甚至要掌握古希腊语和拉丁语，这是一个不小的挑战，但也是构建中医术语体系所必需的。至于如何恰当地采用直译法和造词法构建独立的中医术语外译体系，则是中医学科技翻译工作者应该思考和进一步研究的专题。

从以上对中医英译现状的考察中我们不难发现，译者们已对英译中医古籍做了努力探索，尽量做到准确翻译中医古籍，并已取得一定的成绩。然而迄今为止，中医英译仍存在中医学与语言学、翻译学割裂的现象：懂中医理论的不懂语言学、翻译学原理，懂翻译学、语言学的不懂中医理论，懂西方文化的不懂中医典籍。前两种情形指本土译者，第三种情形指西方翻译中医古籍的汉学家。既懂中医，又懂语言学、翻译学，还懂西方文化的复合型译者人才匮乏，且过去译者们受西方思想影响严重，过多考虑西方接受度等问题，导致中医翻译不能准确表达原意，进而导致中医遭到西方人的质疑。下文拟立足中医古籍自身的语言特点，探析其语言规律，有针对性地提出翻译时应遵循的一些原则和方法，使译文更加贴近、符合原文。

11.3.2 中医古籍的语言特点及对应的翻译策略

中医古籍语言通常晦涩难懂，时至今日，国内外专门从事中医古籍翻译的人极少。翻译中医古籍，首先要深刻理解中医古籍的语言特点，然后遵循其文化背景，选择恰当的翻译原则和方法，使译文准确、贴切。

11.3.2.1 隐喻性语言英译

中医古籍里充满了取象比类的语言现象，也就是语言学里的概念隐喻。中医思维"以象之谓"，取象比类的思维方式贯穿整个中医体系（王宏利，刘庚祥 2004：510）。取象比类思维也可称为形象思维。中医阐释抽象的病机病理现象时大多采用了形象类比的取象比类思维，把质料不同但结构相似的事物联系起来，形成一个有系统的"同构体系"（汪炳 2006：73），这与语言学里概念隐喻把源域实物或现象映射到目标域里从而形成新的抽象概念是一致的。因此，中医语言最大的思维特点是其隐喻性。掌握中医语言的隐喻性有助于翻译中医文化的译者准确理解中医语言，从而有利于中医古籍外译和"走出去"。

中医取象比类的现象来源主要有六类，即自然现象、生活现象、军事现象、政治现象、建筑格局、五音声学，也就是说中医里的概念隐喻的源域主要有六大类。由此可见，中医理论几乎完全建立在人们的经验之上。虽然中医古籍理论深奥难懂，但如果掌握了其理论的经验来源，便能准确理解并翻译中医古籍。从认知翻译的角度来说，意译法是典型的隐喻翻译法，即以喻译喻法。这也是最常用的中医翻译方法，除少数单个概念之外，几乎所有的中医翻译都涉及意译法，因为中医语言是充满隐喻性的语言。如：

〔例 82〕脉搏大滑，久自已；脉小坚急，死不治。（《素问·通评虚实论篇》）

意译为：When the pulse is gigantic and slippery, the disease can be cured in a period of time; if the pulse is tiny, firm and rapid, it shows the energy is sthenic and being obstructed, the patient will die.

除该例隐喻生活现象外，还有政治现象隐喻"传道之官、传化之府"，意译为"officer in charge of transportation, house of conveyance and transformation"；军事现象隐喻"夫邪之入于脉也，寒则血凝泣"，译为"When the evil-energy invades the channel, if it is a cold-evil, it will cause the blood to become moist"等。以喻译喻是中医英译里最有效的翻译方法，也是中医英译必不可少的翻译策略。掌握好以喻译喻法是做好中医英译的重要方面。

11.3.2.2 整体性（一元论）思维英译

中医语言的另一大特点就是语言思维的整体性，而英语语言体系是建立在单向认知思维之上的，要把整体性思维语言转换为单向思维语言，就需要考虑两种语言的不同文化内涵。这也是中医概念在英语里少有对等的词可以表达，而西医中的一些概念又不能等同于中医里的词义相同的概念的原因。中医的整体观是中医古籍译者首先需要掌握的。

世界是整体的，是结构和功能、时间和空间的统一（曹森，刘加强等2009：80）。在古代，整体性被称为"一体"或"统体"，也就是哲学概念的"一元论"。中医是一门基于"天人合一"整体观的整体性科学。人的整体指人的全部特征以整体状态呈现。人与社会是统一的。人的生理、心理都会受到社会环境的影响，并与其息息相关，人的某些情志疾病来自社会环境的影响，比如过大的压力或过度的悲伤会导致焦虑症。相反，轻松愉快的社会环境会使人年轻、愉悦。中医理论体系建立在人体、自然、社会三大整体统一观基础之上，同时也建立在人体内微观的整体观上。首先，人是精、气、神的统一体。精指人体生命的依附，气指充养形神的人体生命活动，神指主宰人体运动的意识。其次，人体局部与人体整体相统一。人的整体由五脏六腑、四肢百骸、七窍、经络、情志组成。整体性是中医理论与实践的根本性指导原则，是中医思维的基本出发点，是中医与其他医学理论的根本区别之所在。

由于中医思维的整体性，在翻译某些中医术语时，不能直接以西医名称来对应。西方文化中的价值观倾向于个人主义（individualism），而中国人历来注重群体主义（collectivism），也就是关联主义（connectivism）或整体主义（holism）。中医中阴阳五行相互联系、相互影响实际上就是一种关联主义思想，所以才会产生心、肝、脾、肺、肾等概念，不能简单地将其等同于西医中的心、肝、脾、肺、肾等物质实体。中医中的心、肝、脾、肺、肾等概念除了表单个的物质实体器官外，还夹杂着与其对应及关联的各种功能，具有整体关联性特点。中西方文化思维的差异导致对心、肝、脾、肺、肾等脏器的翻译产生了很多争议，但总体上英译者们还是倾向于把"心"译为"heart"，"肝"译为"liver"，"脾"译为"spleen"，"肺"译为"lung"，"肾"译为"kidney"，只是在涉及这些器官的功能时采用对应的源自古希腊语、拉丁语的表述方法，如"肺气""肝气"分别为"pulmonary Qi""hepatic Qi"。西医里，"pulmonary"表肺功能的概念，"hepatic"表肝功能的概念。也就是说，在中医英译过程中，脏器名称的翻译可以和西医脏器名称对应直译；同样的词在表脏器功能时应与西医里的脏器功能概念对应。目前这种翻译中医人体脏器和功能的方法还有待商榷，原因是中医的"肝"实指整个"肝系统"，而不仅仅指人体的"肝"器官。中医翻译只有兼顾中医思维的整体性特点，才能做到准确。中医的病机病理类词语尤其应以整体观念为指导，其翻译要基于中医的整体性思维。如：

〔例 83〕阳精所降，谓脾胃不和，谷气下流，收藏令行，病从脾胃生。（《素问·五常政大论篇》）

此例中"谷气下流"可译为"grain Qi flows downward"。此外，其他词语如"肝乘脾"可译为"the liver is exploiting the spleen"，"亡血家"可译为"those who suffer from frequent hemorrhage"，等等。

11.3.2.3 哲学性语言英译

以中医阴阳五行为指导思想的辨证论治理论较难准确把握。在兼顾整体性思维的基础上，译者进行语言转换时需要用词准确才能形象贴切地把原有的辨证论治思想表现出来。因此，了解中医语言的哲学性是中医古籍外译者灵活处理译文的前提。

中医思想是一种生命哲学思想，根植于古人的亲身经历与体验，将自然有机化、情感化和生命化。如果中西哲学概念并重，我们也可称中医哲学为体验哲学，即强调中医源于人们的现实经验和反复实践与观察。传统中医哲学可称为"道"学，主张天人合一，主要阐述天道与人道（黄雅菊，朱佳 2007：1519）。天与人在本质上是一致的，因为两者都由统一的物质"气"形成。中医遵循"道法自然"的哲学理念，人只有遵循自然之道，才会健康长寿。

承载着中国人民与疾病做斗争的历史经验和理论知识的中医文化蕴含着丰富的哲学思想，主要表现在三大方面：中医理论体系遵循对立统一的规律、普遍联系的观点、运用本质与现象的相互关系。

中医理论体系里的对立统一规律主要指对立统一的阴、阳和五行学说。阴阳五行是中国古代哲学概念。既对立又统一的阴、阳和既相生又相克的五行是中医理论体系的核心和本质概念。阴阳是自然界事物或现象中对立双方的属性称谓，用以说明事物的性质及发展规律，二者相互作用产生的"中和之气"是推动生命变化的根源；阴和阳之间存在对立统一的辩证关系，阴阳相互联系、对立、转化，这是阴阳学说的基本内容（张洁 2016：47）。只有当阴阳保持动态平衡时，人体才能保持健康；反之，当阴阳失衡时，人体就会出现疾病。

中医理论体系和治疗原则都讲究辨证论治。因此，要理解中医，就要理解并准确把握中医理论里阴阳对立统一、五行相生相克的关系，并能透过外在的人体现象看到内在各脏腑的状况。因此翻译中医古籍不应局限于字词，而是要表达出这些带有哲学思辨性的辨证论治中医哲学思维。

表阴阳对立统一关系，如：

〔例 84〕阴平阳秘，精神乃治，阴阳离决，精气乃绝。(《素问·生气通天论篇》)

可译为：If the Yin and Yang are keeping balance for a man，his body and spirit will be sound，but if Yin and Yang fail to communicate，the vital energy will be exhausted gradually.

表五行相生关系，如：

〔例 85〕寒极生热，热极生寒。(《素问·阴阳应象大论篇》)

可译为：Extreme cold can bring on heat and extreme heat can bring on cold.

表五行相克关系，如：

〔例 86〕喜伤心，恐胜喜；热伤气，寒胜热。(《素问·阴阳应象大论篇》)

可译为：Overjoy（fire）can hurt the heart，but fear（water）can overcome the overjoy；excessive heat（fire）can damage the vital energy，but cold（water）can overcome the heat.

透过现象看本质，如：

〔例 87〕五七，阳明脉衰，面始焦，发始堕。(《素问·上古天真论篇》)

可译为：A woman's Yangming channel turns gradually from prosperity to decline，with her face becoming withered and hair beginning to fall after the age of thirty five.

以上几方面，尤其是阴阳哲学原理最为典型地突出了中医古籍语言的哲学性，中医古籍中几乎随处可见体现阴阳对立统一哲学原理的术语。其他术语如"阳微阴涩"应译为"the pulse in its Yang aspect is faint and in its Yin aspect is rough"，"阴阳自和"应译为"if Yin and Yang are still in harmony"，"脉阴阳俱停"应译为"the pulses both at Yin and Yang are coming to a still"。

在英译中医古籍文本时，如果没有准确把握中医的哲学性和辨证论治思想，就不可能做到准确表达原文意思。中医的英译不是一对一的语言转换，它不但具有整体性，还具有哲学思辨性。

11.3.2.4 运动变化规律性语言英译

中医学的主要核心是五脏气机的升降运动和经络运行。在翻译中医古籍里有关气机的升降运动和经络运行时，译者首先应把自己当作这些运动的施动者或亲历者，不能只按字面意思逐一翻译，否则会背离原文所表达的真正意义。了解中医语言的运动变化规律，有助于准确翻译中医古籍。

世界的本质是运动变化的，生命的本质同样是运动变化的，正如"生命在于运动"，没有运动就没有生命现象。中医学理论体系阐述了人体生命活动的规律，描绘了生命图像，阐述了生命本质（林佳清，吴颢昕 2010：69）。中医理论中的阴阳学说、五行学说、五脏气机升降运动以及经络循行都呈现出生命活动的本质规律性。

多数人对中国传统文化中的"五行学说"这一提法并不陌生，但少有人懂中医是怎样利用五行相生相克、相互转换的运动理念来辨证论治以及养生保健的。五行学说是描述宇宙运动变化规律的学说，世间万物都不能脱离其规律。个体人是大宇宙里的小宇宙，五行学说规律当然对两者都适用。五行的相生相克原理应用于中医理论体系，描述人体各个脏象相互联系和相互制约的动态平衡关系。从语言研究视角关注中医如何运用五行学说来阐述医理，可以发现其运动隐喻性语言表征始终保持着运动变化规律的特性。

中医古籍语言里充满着阴阳矛盾对立统一运动规律、五行相生相克运动规律、人体五脏气机升降运动规律以及经络循行运动规律。中医古籍描述人体生理病理现象的运动规律时使用的语言既形象又抽象。鉴于此，在翻译这些中医理论时，应从自身生活体验出发，以运动型隐喻为主，做到译入语语言形象通俗易懂，以喻译喻，尤其注意所译动词的形象性，如：

〔例 88〕阳出上窍，浊阴出下窍；清阳发腠理，浊阴走五脏。（《素问·阴阳应象大论篇》）

可译为：So lucid Yang gets out from the upper orifices of a man and the turbid Yin gets out from the lower ones. Lucid Yang is being sent off from the striae of skin and turbid Yin moves about in the five viscera inside.

又如：

〔例 89〕肝生于左，肺藏于右，心部于表，肾治于里，脾为之使，胃为之市。（《素问·刺禁论篇》）

　　可译为：The liver is on the left and the lung is on the right; the heart takes charge of the exterior of the body and the kidney controls the interior; the spleen transports the refined substances of water and cereals to various viscera like a servant and the stomach accommodates water and cereals like a market.

　　把握好中医运动变化的规律性本质，对准确翻译中医古籍至关重要。中医古籍语言晦涩难懂，把那些抽象、晦涩难懂的运动性语言用生活中熟悉的运动隐喻性语言表达出来，达到形象生动又易于体验和接受的效果，不失为译者的最佳选择。

　　中医古籍是中医药的源头活水；推动中医药走向世界，切实把中医药这一祖先留给我们的宝贵财富继承好、发展好、利用好，是我们当前的历史责任。翻译既是中外文化交流的桥梁，又是传播中华优秀传统文化的重要手段。要做好中医古籍翻译，首先要准确认知其语言特点和规律，只有掌握中医古籍语言特点及规律，并结合符合实际的翻译原则和方法，才能做到准确把中医古籍的原文形象生动地展现在世人面前，为世人服务，并逐渐建立中医话语传播体系。

12 中医文化翻译与传播

如何消除西方国家的怀疑心理，把中医和其蕴含的民族文化融入全球语境，使之得到世界人民的认同和接受，是本章拟探索和研究的问题。要将中医文化传播给世界，首要的桥梁、纽带和突破口是中医翻译，中医翻译是讲好中国故事的一个重要组成部分，也是重要的突破口。讲好中国故事、传播中国文化需要与世界融合，增强中国文化在世界人民心目中的软实力。在国与国之间以软实力为核心竞争力的时代，让自身民族文化和意识形态根植于全球语境并得到世界的认同，是"一带一路"倡议和中国文化"走出去"的内容之一。

中医是中华人民集体智慧的体现，也是中国人民造福世界的精粹。中医理论有其自身的优点和科学性，在知识论上它与西方现代体验哲学相契合，但其独到之处却是西医无法比拟的。中医注重天人合一，其养生之道和中国传统的整体观治疗术等需要走向世界，以补西医之不足。"中医文化走出去"，这是习总书记对中医发展的要求，而翻译是中医走出去的重要环节。目前，国内对中医文化的翻译有两种困境：一是理解中医文化的中医学者缺乏熟练运用第二语言翻译中医古籍的能力；二是能熟练运用第二语言进行翻译的语言学研究者欠缺对中医学理论的把握和理解。本研究主要探讨第二种情况。就目前而言，读懂充满各种隐喻（取象比类）的中医古籍是非常困难的，中医文化走出去需要中医研究者和翻译学、语言学研究者通力合作。

对中医古籍语言的研究可以借鉴西方的理论框架，以其为理论工具对中医古籍文本进行详尽的考察，由此把中医古籍引向世界，让西方人更好地理解中医古籍。换言之，要努力把中医精确、准确、形象生动地呈现在世人面前，同时也要破除只讲求精确实证的西医对中医的偏见，彰显中医理论自身的优点、科学性以及独到之处。

中医文化传播的另一个重要因素是传播手段。在互联网高度发达的信息化语境下，我们可以依托网络传播的各种技术手段和模式，把中医药文化作为传播中国传统文化的一把钥匙，把中医外译导入中国网络文化传播主流中去，以之作为在世界上构建主流话语的突破口。

12.1 传统中医文化对外传播与研究

为了有效地传播中医文化，我们有必要对中医文化传播的历史与现状进行全面考察。

12.1.1 国外学者（汉学家、来华传教士）中医文化翻译与研究

从历史上看，中医对外传播主要是外国人主动承担的，但规模小，无系统性，质量也不理想。

从 17 世纪初到 20 世纪初，国外学者（汉学家、来华传教士）便开始通过中医典籍翻译、书信介绍、中医著作撰写主动研究、翻译和传播中医，但总体上中医西传以中医针灸和中医脉诊为主要内容。

中医文化的海外传播始于明末清初，包括当时来华的耶稣会士在内的西方汉学家对中西文化交流起了重要作用。囿于时代，中医西传主要是由当时的汉学家通过翻译中医典籍、撰写中医著作以及通过个人书信介绍中医典籍等方式进行。波兰耶稣会士卜弥格（Michel Boym，1612—1659）是早期向西方传播中医文化的先驱者之一。他通过多种方式积极介绍和传播中医文化，激发了欧洲人研究中医文化的热情。卜弥格是西方第一位翻译中医典籍的人，他根据魏晋时期著名医学家王叔和的《脉经》翻译而成的《中医脉诀》被称为"中国医书被翻译成西文之始"（王为群，周俊兵，王银泉 2014）。卜弥格不仅翻译中医典籍，还撰写了《中国概述》《中国药物标本》《舌诊》等涉及中医药的著作。法国汉学家雷慕沙的博士学位论文《论中国人的舌苔诊病》就直接参考了卜弥格的中医著作《舌诊》。得益于对中医文化的研究，雷慕沙成了法兰西学院的第一位中医教授，也成了欧洲汉学界具有历史意义的重要人物。同时，卜弥格还通过书信介绍了中医药文化状况，其对中医的介绍不遗余力，是中医对西方传播的先行者和推动者。通过书信介绍中国医学文化的还有康熙年间来华的法国耶稣会士巴多明。他于 1730 年 8 月 11 日在北京给对中国科学有偏见的法国科学院院长德梅朗写了一封信，介绍说："中国的古代大师们都懂得，血液是通过全身而流动的，这种流动是通过'经络'的血管而完成的，'经络'即那些动脉和静脉网络。"（耿升 2005）

到 20 世纪下半叶，对中医药术语传播有较大贡献的西方译者是李约瑟（Joseph Needham）。关于中医药术语翻译，他认为"只有揭示了中医药术语的深层含义，才能算是忠实的翻译；中医药翻译过程中不能过多使用音译，会

使读者无法了解古人的思想；用现代医学术语翻译中医用语会使所译术语意义不准确，甚或完全歪曲了古人的思想；应积极倡导词素翻译法"（Needham 1954）。1978 年，满晰博（Manfred B. Porkert）著的《中医基础理论》提出了中医术语的拉丁化译法，但他创造的拉丁中医术语难以卒读。1980—2000 年，魏迺杰（Nigel Wiseman）根据"以原文为导向"的指导思想写作了《中医基础学》（1989）、《英汉汉英中医词典》（1995）、《中医英文词汇入门》（1998）等，并撰写了多篇有关中医药名词术语英译的文章。班康德（Daniel Bensky）及其同事根据"以读者为导向"的指导思想写作了《中药学》（1986）、《方剂学》（1990）。"以原文为导向"和"以读者为导向"是中医翻译的两个学术流派，前者强调对等、回译性，后者强调翻译多元化、译文可读性和清晰性。"以读者为导向"是翻译文化转向后的潮流，虽有积极意义，但其缺点是不准确，缺少科学性。由于中西文化之间的差异以及认知思维上的差异等，中医文化在西方的传播很有限：规模小，无系统性，程度不一，质量也不理想。

　　早期中医文化西传的主要内容是对中医诊断学、中药学以及中医临床学的介绍。卜弥格的《中医脉诀》内容包括从汉文书籍翻译的脉诊，舌苔特征及金木五行论病症（冯承钧 1995）。杜赫德《中华帝国及其所辖鞑靼地区的地理、历史、编年纪、政治和博物情况全志》第三卷（英文和德文版）翻译了《神农本草经》《本草经集注》《本草纲目》《陶弘景本草》等部分内容，主要介绍了中医药，如阿胶、五倍子的用途，记述了人参、茶、海马、麝香、冬虫夏草以及大黄、当归、白蜡虫、乌桕树等中药（王为群，周俊兵，王银泉 2014）。在中医临床学的西传方面，耶稣会士们往往利用临床效用实例来阐明中医的独特疗效，例如，巴多明在给法兰西科学院诸位先生的信中就介绍过中国医生用双倍剂量大黄煎剂加蜂蜜治好了一位因严重便秘而生命垂危的传教士的情况（郑德弟 2005）。

　　各国介绍和传播中医的程度不一。日本、韩国等周边国家的汉学家对中医古籍的介绍和传播程度高，时至今日这些国家对中医文化仍相当重视。然而，由于中西文化之间的障碍以及认知思维上的差异等，西方汉学家和民众对中医文化存在一些误解，这些误解还有待翻译与传播来消除。

12.1.2　国内中医文化翻译与研究

　　如果从箕子去朝鲜算起，包括中医在内的中华文化的海外传播可以追溯到商周时期。可以确定的是，汉代张骞出使西域，唐代鉴真东渡日本、玄奘西行，明代郑和下西洋等，都是我国历史上对外文化交流和传播的重大事件。向周边国家进行医药文化传播最负盛名的要数鉴真和尚。他曾六次东渡日本，把盛唐的佛学、医药学以及工艺技术全面介绍给日本。在当时，虽然中国医药知识及医药典籍曾相继传入日本，但日本人对于鉴别药物品种的真伪、规格和品质缺乏经验。双目失明的鉴真凭借嗅觉、味觉和触觉，将有关药物的知识传授给日本人，同时将药物的收藏、炮炙、使用、配伍等知识也毫无保留地传授给了日本人，使他们真正掌握了辨认药品的知识。中医药文化传入朝鲜的时间比传入日本更早——中医典籍如《本草经》《脉经》《明堂图》《素问》《难经》《伤寒论》《千金方》《诸病源候论》《甲乙经》《针经》等，在唐朝以前就已传入朝鲜，对其文化产生了全面而深入的影响。

20 世纪初，国内一些有识之士意识到应加强中西文化交流，认为中医是国医，于 1931 年成立了国医馆并开始直接参与中医翻译。国内学者对中医的翻译研究起步较晚，大致分为四个阶段，即酝酿萌芽阶段（1931—1980）、起步阶段（1980—1991）、理论初探阶段（1992—1999）、学术争鸣与标准编制阶段（2000—2019）。

总体来讲，国内外中医药翻译研究对中医药文化传播做出了较大贡献，但体系杂乱，标准不一；在 1980 年以前，中医药翻译活动处于零星自发状态，缺少统一的翻译方法和规范化方案；中医药名词规范翻译实践始于 1980 年，但始终采用西方翻译理念和西方话语体系。

在 2000 年之后的相对高峰期间也出现了明显的高低起伏现象，总体发展趋势欠稳定（王银泉，周义斌，周冬梅 2014）。中医文献的主题大约涉及中医药翻译史、中医药外译术语标准化、中医药古籍翻译、中医药翻译原则和方法、中医药翻译工作者素养、中医药翻译理论、中医语言特性研究、中医英语教学八个方面（王雨艳、张斌 2013）。中医翻译主题较为全面，但研究水平较低，学术研究方式不规范，翻译思想和翻译理论研究不足，很多研究缺乏翻译理论的指导，始终未能与外语界和翻译界实现良好的互动和融合，尚未进入相关学科的主流研究领域（王银泉，周义斌，周冬梅 2014）。令人遗憾的是，中医翻译实践太少，尤其是中医古籍的翻译更少，即便是已有的译著，也存在很大的质量问题，翻译语体不规范、术语不统一等是传播中医文化的瓶颈。

综观中医古籍的翻译及传播，还有很多问题有待解决。如：①中医翻译理论研究水平总体较低；②中医术语翻译没有统一标准，导致中医翻译混乱不堪；③中医翻译处于"自说自话"的境地，既没有进入主流中医学研究领域，也没有进入主流翻译学研究领域；④国外汉学家通过翻译中医古籍、以书信介绍中医或者用他们的母语撰写中医著作来传播中医，虽然起步较早，但规模小，数量有限，而且一些汉学家对中医文化的理解存在偏差，难以透彻理解"阴阳五行""天人合一"等整体观；⑤虽然亚洲邻国如日本、韩国等对中医古籍尤为重视，但西方发达国家目前只接受运动型治疗方法，如刮痧、针灸等，而对基于中国传统整体观的中医药文化则拒之门外。

现在中国各地的中医药市场有一些自己的中医翻译，但过于粗陋，面对中医药文化翻译与传播中的种种问题，首先应考察中医文化翻译本身的问题，尤其是中医文化术语的翻译。

12.2　中医翻译中的文化因素

在中医翻译中处理好中医语言特有的文化因素是保证译文准确的关键。不同的文化有不同的认知思维方式，在把源语翻译为目标语时，文化要素是跨文化交际的主线和核心，由于文化本身的复杂性，跨文化交际必然会遇到很多的障碍（欧阳勤，卢晓青，郑坚英 2007：53）。例如在中医文化中有关"龙"的术语外译就要格外注意东西方文化的认知思维差异，如"青龙白虎汤"不宜译成"Blue Dragon and White Tiger Decoction"，而应该还原"青龙"和"白虎"的所指，译成"Olive and Radish Decoction"。

文化并非生而有之，而是后天所学，价值观念是文化的核心，我们可以根据不同的价值观念区分不同的文化（胡文仲 2002：59）。西方文化中人们的价值观倾向于个人主义（individualism），而中国人历来注重群体主义（collectivism），也就是关联主义（connectivism）或整体主义（holism）。中医中阴阳五行的相互联系、相互影响实际就是源自关联主义思想，所以才会产生出中医中的心、肝、脾、肺、肾等概念，这些概念并不简单地等同于西医中表人体单个器官的心、肝、脾、肺、肾的物质实体。中医中的心、肝、脾、肺、肾除了表其单个的物质实体外，还夹杂着与其对应及关联的各种功能。中西方的文化思维差异导致对心、肝、脾、肺、肾等脏器的翻译产生了很多争议，但总体上英译者们还是把"心"译为"heart"，"肝"译为"liver"，"脾"译为"spleen"，"肺"译为"lung"，"肾"译为"kidney"，只是在涉及这些器官的功能时采用对应的源自古希腊语、拉丁语的表述方法，如"肺气""肝气"分别为"pulmonary Qi""hepatic Qi"。西医里，"pulmonary"表肺功能，"hepatic"表肝功能。也就是说，在中医英译过程中，脏器名称的翻译可以和西医脏器名称对应直译，而在涉及脏器功能时，中医里的脏器功能概念也应与西医里的脏器功能概念对等。虽然人体各脏器及其功能分别只用一个汉字来表达，可在具体语境中，因认知语境的变化，意义则发生改变，翻译时所使用的概念就应该有所不同。

　　文化是一个系统，中医术语的翻译既要准确也要兼顾文化的系统性，比如关于《黄帝内经》的英译涉及历史因素。《黄帝内经》中的"黄帝"通常英译成"Yellow Emperor"。传说黄帝是十二个天帝中掌管四方的一个天帝，他专门掌管土地，和其部落一起居住在中华大地的西北一带，由于那一带的土地是黄颜色的，所以人们尊称他为"黄帝"。"黄帝"是一个专有名词，因此可以音译成"Huangdi"。"emperor"是"帝王"之意，一般指封建社会的帝王。《黄帝内经》成书于春秋战国时期，而"黄帝"与封建王朝的皇帝没有联系，因此，不宜译成"Yellow Eemperor"。如前所言，"黄帝"中的"黄"指黄土地的颜色，"帝"指中国文化中的五帝之一，根据命名的隐喻路径和历史语境，"黄"可以译为"Yellow"，"帝"可以译为具有"统领、君王"之意的"Lord"，据此，"黄帝"可以采用造词法译为"Lord Yellow"。《黄帝内经》是中医元典，其核心理念是天人合一，在治疗上强调"治未病""三分治七分养"，所以《黄帝内经》可以译为 *Lord Yellow's Medicare* 或 *Lord Yellow's Medicine*，如果把字面意义表达出来也可以译为 *Lord Yellow's Insides*，当然也可音译为 *Huangdi Neijing*，或采用音意结合法译为 *Huangdi's Medicine* 之类。选择译法的根本依据应是保留中国特色和便于认知，而《黄帝内经》书名的英译还有待专家论证，形成统一的标准。

　　由此，我们可以看出，在中医翻译过程中，文化因素是至关重要的。译者既要了解中华民族的传统历史文化，又要了解西方的历史文化，还要熟练和精通翻译方法、原则、技巧等，只有特殊的复合型人才能较为准确地翻译中医古籍。无论何人、无论何时，翻译中医文化首要的前提是尊重中医文化的传统性和民族性。在网络时代，中医文化交流的首要出发点应是保持自身的文化身份，中医外译必须承认和反映这种文化差异，充当民族文化身份维护者的角色（欧阳勤，卢晓青，郑坚英 2007：55）。

12.3　中医翻译中的隐喻性语言①

　　对中医古籍的解读是国内外中医文化译者面临的首要困难。要准确解读中

---

　　① 本节部分内容源自《国学翻译多维研究》（李孝英 2019a）。

医古籍，就需要了解中医古籍的各种语言特点。本节主要探讨中医古籍隐喻性语言中的情感隐喻语言翻译的困境。

中医古籍向世界推广所面临的瓶颈之一是翻译，而翻译的关键是这些文献中隐喻性语言的解读。中医古籍语言的最大特点是取象比类，也就是隐喻性。中医古籍语言中暗设的概念隐喻和情感隐喻目前尚没有得到阐释者和翻译者的足够重视。因此，本节认为中医古籍文化要"走出去"，首先要解决中医古籍的解读之困，即准确理解中医古籍语言里的各种概念隐喻和情感隐喻，以更好地为翻译中医古籍文化的译者提供认知思维方法论上的帮助。

蕴含中医本真理论的中医古籍不同于一般的文史文献，中医文献文字言简意丰，多用隐喻，非常深奥，理解困难，如《素问·灵兰秘典论篇》中的"心者，君主之官也，神明出焉；肺者，相傅之官，治节出焉；肝者，将军之官，谋虑出焉；胆者，中正之官，决断出焉；膻中者，臣使之官，喜乐出焉"。如果我们不把中国古代封建社会的官制（源域）映射到人体内的各大器官（目标域），就很难准确理解该句所要表达的意义。古代医家用人们非常熟悉的官制对应人体各器官的功能及运转。人体各器官正如官场中各职能部门各司其职，相互联系，相互影响。这样的概念隐喻性如果不结合古代官制，就很难准确理解。因此，当我们研究中医古籍时，必须清楚中医古籍使用的是一种什么样的语言，把语言本体研究与中医古籍内容研究密切结合起来，实现跨学科研究，才能更好地准确理解和翻译中医理论，为中医古籍向世界发展创造更适合的契机。

以《黄帝内经》为代表的中医古籍用精气学说、阴阳学说和五行学说这三大中国古典哲学理论来解释生命的秘密（陈华，夏永良，矫金铃 2011）。这些哲学理论最初也是古代哲人依据"近取诸身，远取诸物""取类比象"的认知思维方式得出的，集中反映了当时的社会生活，阐述了人体生理病理、病机现象，反映了人们对生命的认知状况。"近取诸身，远取诸物""取象比类"思维实际就是当代西方提出的概念隐喻思维，也可以说就是中国式的隐喻。

认知语言学认为，隐喻是人们认识世界的重要思维方式和认知模式。不管是概念隐喻还是情感隐喻，都是人们认识世界的有力的工具。概念隐喻这种思维模式和认知工具在中医领域已经得到了认同并取得了很好的成果，其中情感隐喻也是中医古籍的重要语言特点之一。情感隐喻的思维方式还需要进一步研究，以便深入了解中医古籍的语言特点，理解医家在撰写医学著作时的心境，并对中医术语的概念化、范畴化、中医理论模型和理论体系的建构等加深认识，更好地为中医古籍译者提供准确理解古籍的认知思维方法。人是身心交融的统一体，健康意味着"喜""乐"，疾病意味着"忧""悲"。可以说，涉及人体疾病与健康的中医古籍语言，几乎都是情感概念隐喻性语言。

在中医古籍里，当医家叙述人体各种生理机能和病理现象时，会无意识地在文字里流露出相应的情感，比如在描述人体健康状态时会流露出情感"喜"。如：

〔例 90〕天食人以五气，地食人以五味；五气入鼻，藏于心肺，上使五色修明；音声能彰；五味入口，藏于肠胃，味有所藏，以养五气，气和而生，津液相成，神乃自生。（《素问·六节脏象论篇》）

隐喻思维方式决定了相应的语言表征，对应的英译当符合相应表征。上例可以英译为："The heaven supports man with five kinds of Qi and the earth supports man with five kinds of flavors；when inhaled，Qi is stored in the heart and lungs，the countenance becomes ruddy and the voice becomes sonorous；when five kinds of flavors are stored in the intestines and the stomach to nourish the five kinds of Qi，the harmony of body fluid makes the spirit high"（李照国 2005；李孝英 2018b：24）。在此译文中，"ruddy"指脸色"红润"，"sonorous"指声音"洪亮"，"spirit high"指精神"好"，这些概念都是形容人体处于健康状况时的语言表征。在翻译古籍中像这种指称人体健康状况的情感概念时，要注意情感隐喻的应用并选择相应的措词。如果用词不对，就不能准确传达古籍文本内涵，无法正确地传播中国文化。"ruddy""sonorous""spirit high"等情感表达是基于概念隐喻的，能体现出医家在阐述人体健康脏象时自然流露出的喜悦情感。同样，医家在对人体生理不健康的现象进行阐述时，文字里也会自然流露出对病情的"忧""悲""恐"。如：

〔例 91〕五气所病：心为噫，肺为咳，脾为吞，肾为欠、为嚏，胃为气逆，为哕、为恐，大肠、小肠为泄，下焦溢为水，膀胱不利为癃、不约为遗溺，胆为怒。是谓五病。（《素问·宣明五气篇》）

该例可以英译为："Five kinds of Qi corresponds to the diseases of five zang-organs：Eructation corresponds to the abnormal heart，cough to the abnormal lung；acid regurgitation to the abnormal spleen；yawning and sneezing to the abnormal kidney，reverse flow of Qi，hiccup and fear corresponds to the abnormal stomach，diarrhea to the abnormal large intestine and small intestine，edema to the abnormal Xiajiao，retention of urine and enuresis to the abnormal bladder，and frequent anger to the abnormal gallbladder. These are five kinds of diseases caused by five abnormal zang - organs"（李照国 2005；李孝英 2018b：25）。其中 "eructation" 指人体患了心脏病之后发出嗳气声；"cough" 指人体肺部脏器病了后会产的咳嗽症状；"acid regurgitation" 指人体脾脏病了后会反酸；"yawning and sneezing" 指人体肾脏病了后总是打呵欠和打喷嚏，处于不正常状态；"hiccup and fear" 指人体胃部脏器病了后就打嗝和心里发慌；"diarrhea" 指人体大肠和小肠病了就会处于腹泻的痛苦症状；"edema" 指人体下焦（下焦包括肾、大肠、小肠和膀胱）病了就会产生浮肿；"retention of urine and enuresis" 指人体膀胱脏器病了就会产生闭尿和遗尿；"frequent anger" 指人体胆脏器病了就会处于爱生气的状态。"eructation" "cough" "acid regurgitation" "yawning and sneezing" "hiccup and fear" "diarrhea" "edema" "retention of urine and enuresis" "frequent anger" 等词汇都是英语里反映人体不正常状态的语言表征。这些语言表征体现出不正常的脏器所表现出的病症让人感情上 "忧" "悲" "恐"。这些表述方法都属于情感隐喻范畴。

中医古籍的内容源于古代医家对自己或他人经验的总结，而经验总结离不开对人体各种生理、病理现象的主观或客观评述。孙毅（2013）说："从某种程度上讲，情感隐喻并非构建于源域与靶域之间真实而直接的相似性，而是基于这些物体所附带的积极或消极的评价意义。"从这个意义上讲，描述人体健康与疾病的中医语言实际上都是带有医家情感色彩的隐喻性语言。因此，解读和翻译中医古籍的译者要能体会和判断医家的心境，做到准确翻译。体会医家的心境很关键，因为译者只有准确理解了医家的心境，在选词和用词上才会准确。总体上说，要准确理解和翻译中医古籍里的隐喻性语言，除了要有普遍的概念隐喻思维，还应该注意医家的积极或消极的评价，关注情感概念隐喻思维和方法，这是由中医古籍语言的特殊性决定的。

中医药文化走向世界要以翻译为媒介，而要把中医古籍精确、准确地推广到世界和做到准确用第二语言翻译，首先要解决的问题就是解读中医古籍文本隐喻性语言问题。认知语言学理论的发展给中医古籍文本语言的研究提供了便利，我们可以以它为理论指导，深入中医古籍所蕴含的思维方式，尤其深入情感隐喻，以喻译喻，在目的语中做到恰如其分地语言表达，以取得良好的传播效果。简言之，基于隐喻思维的认知方法，在译文中还原中医古籍的思维方式和语言表征，是把中医古籍介绍给西方的有效途径。

12.4 互联网时代中医文化的海外传播

12.4.1 互联网对中医文化传播的重要性

把自身民族文化的独特性融入全球语境并得到世界的认同，是中华传统文化复兴的核心和基本目标，而中医是其中重要的组成部分。中医在医疗和养生方面具有独特的功效，是中华民族贡献给人类的宝贵的文化遗产。中医文化吸收了道教、佛教、儒家等中华传统文化的精华，体现了中华民族的智慧，是中华优秀传统文化的代表之一（耿冬梅，谭巍，汪晓凡 2010）。我们国家一向重视中医药的发展。2019 年 10 月 26 日，中共中央、国务院公布了《关于促进中医药传承创新发展的意见》，从党和国家战略层面确立了中医药发展的地位。该意见还提出，要将中医药作为构建人类命运共同体和"一带一路"国际合作重要内容，这就为中医和中医文化的海外传播从国家战略的高度指明了方向。在当今互联网高度发达的环境下，把体现中国人民集体智慧的中医文化分享给世界人民并为健康和谐的世界做出中国人民应有的贡献，是中医翻译和文化传播研究者义不容辞的历史责任。

习近平总书记强调中医药是打开中华文明宝库的钥匙，要推动中医药走向世界，切实把中医药这一祖先留给我们的宝贵财富继承好、发展好、利用好，在建设健康中国、实现中国梦的伟大征程中谱写新的篇章。如何使中医药顺利走向世界舞台并让世界乐于接受？笔者认为首要的桥梁、纽带或突破口就是翻译，其次是运用现代化的传播手段。李克强总理在对中医药界做出的批示中指出，坚持中西医并重，突出中医药的特色与优势，借助现代技术，提升中医药在世界上的影响力，做到在继承中创新发展，在发展中服务人民。因此，要向世界各国传播中医药文化，翻译和网络传播尤为重要。

中医翻译需要在信息化语境下兼顾民族身份和对外传播接受度。在高度依赖网络文化的全球背景下，利用网络来传播和传承中医文化无疑是一条便利而有效的途径，而中医文化的网络传播必须对中医文化传播的受众和内容有充分了解。就受众而言，我们需要全面了解海外受众的文化背景和风土人情；就内容而言，我们需要提供西方受众所需同时又能接受的中医元素。有的译者深受西方文化流派的影响，轻视中医文化，一味迎合西方受众，不惜套用西医术语以实现所谓的"接轨"，结果扭曲了中医文化的本真，损害了中医文化的底色。在互联网时代，译者应该担当起民族文化维护者的角色，始终以民族文化为先，提高中医外译质量，而不是为了求国际认同而自损。如果说中医翻译是中医文化对外传播的基础，那么网络传播才是在信息化大背景下使中医文化真正走出去的最有效途径。要实现这一目的，我们需探索更有效的网络传播模式，将优质的中医翻译进行广泛分享和传播。

信息化时代背景下，世界各国高度重视网络文化的发展，中医文化在网络传播这方面却做得不够充分。我们应有针对性地采取措施，将中医外译导入中国网络文化各大传播主流中。

除了网络传播文本外，中医文化网络传播还可以采用音频、视频、故事、动画、童谣等多种形式，而不同形式的传播模式要和不同风格的中医翻译相匹配，例如音频形式中的中医翻译要尽量使用外国受众接受度高的目的语词汇，视频或图片形式中的中医翻译要尽可能再现中医文化特色，故事形式中的中医翻译要尽可能以文学性和趣味性反映中医文化的意蕴，动画片形式中的中医翻译要用更加日常的语言使得复杂难懂的中医文化易于人们接受和认知，童谣形式的中医翻译要争取实现朗朗上口、便于传诵的文体特点。

随着"互联网＋"技术的发展和应用，中医文化传播除了常规的书本传播以外，还应该充分拓展网络传播平台，利用新媒体渠道进行全方位潜移默化的文化影响，比如在青年聚集的网络平台"哔哩哔哩"，可以通过"弹幕"式的实时评论功能，多方位、多形式地开展中医文化传播。

总而言之，互联网时代的中医翻译与传播需要中医领域专家、文化素养深厚的翻译人才和深谙网络传播之道的传媒人才通力合作，尽快建立协作机制。中医文化是传播当代中国价值观念、展示中华文化独特魅力、提高中华文化国际话语权的重要内容和媒介；同时，互联网时代的中医文化传播需要网络媒介的助力，毕竟"酒香也怕巷子深"。

12.4.2 互联网时代中医文化海外传播的现状与困境

在通讯欠发达的非网络时代，中医的传播方式单一而低效，传播的内容数量也相当有限。随着互联网的逐步兴起，中医文化在国内国际的传播效率得以提高，尤其是国内对中医文化的普及和传播力度更大。目前中医古籍几乎都有了电子版，人们在网上也能查阅和下载。部分古籍如《黄帝内经》的内容被制作成了纪录片，便于人们阅读、理解和学习。不少中医诊疗技术，比如针灸、电疗、刮痧、拔罐等，也通过纪录片的形式得到展示和解说。关于上述临床诊疗方法的纪录片大多在制作时就考虑到了海外传播的问题，因此它们多是用双语（主要是汉语和英语）制作的，这使中医疗法很快就传播至西方国家，得到了西方人的接受、认同甚至推崇。但中医文化的海外传播力度还需要继续加强。例如笔者发现《黄帝内经》相关纪录片至今还没有双语解说，外国人无法通过音频、视频等形式来了解《黄帝内经》及其蕴含的历史文化、中医理论以及养生理念。关于中医病机病理理论、中医治疗和养生理论以及中医药理论等，在西方还很少有人通晓。这些理论的网络传播往往仅限于国内各大网站的中文（古文和现代汉语）解释。到目前为止，中医古籍几乎还未曾在以世界主要语言（主要指英语）为媒介的公众网站上传播，严重阻碍了中华文化"走出去"。不仅如此，互联网时代中医文化的海外传播还面临几大困境：

第一个困境就是中医文化同西医文化的差异问题。中医文化和西医文化是两种截然相反的体系。应该说，在现代科技背景下，西医文化已经在全世界确立了它的主导地位。西医文化植根于西方的分析哲学，立足于系统科学观，以客观性和精确性为特点，强调实验结果和临床数据；中医文化植根于中国哲学，秉承"天人合一""阴阳转换""五行相克相生"等整体观和辩证观，具有比较明显的经验性和模糊性。在西医占据主导地位的情况下，中医的应用和推广不可避免地会受到挤压，很多海外人士对中医的科学性存有质疑，这就为中医文化的海外传播带来了挑战。

第二个困境可以说是中西文化差异的衍生物，那就是将中医古籍以及中医治疗手法等准确地用目的国语言进行翻译的问题。中医翻译目前有两种对立的方法：一种是归化（domestication），即以目的语文化为中心和归宿，提倡使用目的语中固有的文化表达方式，尽可能适应和照顾目的语国家的文化习惯，为译文读者着想，帮助读者消除语言文化的障碍；另一种是异化（foreignization），即以原语文化为中心和归宿，主张保留原语文化的差异性和特有表达方式，直接再现原语的文化特征和风格，尽可能把原语文化引入目的语文化（程卫强，丁年青 2012）。我国在 19 世纪末和 20 世纪初的文化翻译，特别是严复、林纾、梁启超等人的翻译更青睐归化（domestication）（孙致礼 2002）。也就是说，自 19 世纪末以来，中国翻译家在从事文化翻译的过程中更多凸显的是目的语文化。这种强调以目的语文化为中心的翻译方式，虽然使西方人在接受上少了语言文化上的障碍，但由于套入了西方的文化体系，所以目的语读者也就不能准确理解中医文化，从而引发了异议，他们甚至认为中医是伪科学并排斥中医。因此，我们在构建中医海外传播话语体系，让中医药走向世界的过程中，必须重新审视中医翻译中文化因素的处理方法（程卫强，丁年青 2012）。

第三个困境是中药和中医治疗在海外的合法性问题。在很多国家，由于普通民众缺乏对中医科学性的认同，因此，政策和法律的制定者也就将中药和中医治疗方法排斥在其合法的医疗体系之外。在海外，除了针灸、推拿等被认为相对安全的中医治疗手法之外，中药和中医的其他治疗手段很多都尚未得到明确的承认。这严重影响了我国中药产业的发展和对外贸易。如何在法律和政策层面让中医药在海外合法化，进入其他国家的医疗体系，是我国中医药产业发展所面临的一大难题，也是中医文化海外传播所面临的困境之一。

12.4.3　互联网时代中医文化海外传播的提升对策

中医文化海外传播已经开始从传统较为单一的传播路径向多重网络传播转变。但在互联网高度发达的时代如何克服中医文化海外传播中的文化、翻译等种种困难，从而有效提升中医文化海外传播的力度和效果，确实是中医翻译与文化传播研究者急需解决的问题。我们认为，互联网时代中医药文化的海外传播是一个系统工程，需要政府和民间力量互相协调，共同发挥作用。在全球"互联网+"快速发展的大数据时代，我们应该通过多样化、多层次以及多模态化的方式实现中医文化的海外传播，让中医文化切实成为中国文化"走出去"的重要角色。为了让中医文化能更加顺利地深入世界人民心中，为更多人服务，笔者在此提出以下海外传播的提升对策。

12.4.3.1　文化上应做到"以我为主、融通中外"

中医文化海外传播应该坚持"以我为主"的理念，首先要说明中医所体现的中华文化精髓和价值观提炼与对外宣传的问题。文化的交流首先是价值观的提炼、输出与交流。对一种文化的认同首先是对这种文化所倡导的价值观的认同。因此，要想让海外受众接受中医文化，我们首先需要在人类命运共同体的理念之下，提炼出作为中华优秀传统文化代表之一的中医文化的核心价值观。近年来，我国学者在中医文化价值观的凝练和提取方面做了很多努力，取得了一些成果，如国内学者张其成教授所领导的团队在 2009 年将中医行医核心价值概括为"仁和精诚"，2019 年又将其扩展为"医者仁心，医道中和，医术至精，医德至诚"，这一核心价值被国内一百多家中医院定为院训，这可以说在中医行医文化核心价值观的凝练方面取得了重要突破。但是，中华传统文化中的"天人合一""人与自然和谐共生""阴阳转换""五行相克相生"等核心理念以及中医的辨证论治、人类命运共同体等理念还是没有被纳入进来，因此，中医文化核心价值观的凝练和提取仍然需要我们持续努力。

中医文化的传播应该立足于本土文化特质，改变过去一味迎合西方受众的做法。由于各国文化差异巨大，在选择中医文化传播路径和形式时，应兼顾传播受众的文化差异等因素，但也不能完全屈从于受众文化，只考虑受众文化因素，就好像削足适履，往往会适得其反。全球化的到来使各种文化交流碰撞日益频繁，为顺利进行跨文化交流，减少"文化休克"（culture shock），必须凸显各国文化的异质性（程卫强，丁年青 2012）。

与此同时，中医文化海外传播还应该注重中华文化与目的语文化的共性与融通。"十里不同风，百里不同俗"，世界各国因地域不同，文化习俗千差万别，但也有"隔山隔水不隔音"的同类归属感，"人同此心，心同此理"应该是文化交流的根本理据（王克非 2010）。在中医文化海外传播过程中，应尽量从中国与他国、他民族或他地区相近或相关联的文化入手，增进相互之间的理解，培育不同国家、不同民族、不同地区的人民对中医文化的认同感。在欧美国家，中医文化中疗效能立竿见影的针灸、刮痧、按摩等疗法得到了许多民众的认同和接受，那么我们在传播中医文化和理论的过程中，就要以这些民众已经接受的中医治疗方法为切入点，在其中穿插中医文化的其他理论或治疗方法，如口服汤剂治疗法、口服中成药治疗法等。如果有治疗效果，他们自然就愿意相信中医，并真心接受中医文化。在非洲国家，从古埃及开始，草药就与疾病治疗有着密切的联系。有相似的医学传统作为基础，中医文化在亚非国家的传播相较于在欧美应更易于为人们所接受。

总之，中医文化的海外传播既要遵循中医文化自身的特色，也要考虑目的语的文化语境，中医文化传播过程中要切忌打"文化折扣"，即应该尽量避免出现某一文化所特有而别的文化环境中的人很难理解的东西（庹继光 2017），总的原则是不能因为传播地域不同而改变中医本身的特质。

12.4.3.2　中医文化的翻译需要保持中华文化特色，更需要多领域多部门协同合作，切忌"两张皮"

从翻译实践角度看，中医文化的翻译应该保持中国传统文化特色，尽量采用具有针对性的翻译方法。以心、肝、脾、肺、肾的英译为例。在西医中，心、肝、脾、肺、肾指的是人体的五大脏器实体，其对应的英语分别是 heart，liver，spleen，lung 和 kidney，而中医里的心、肝、脾、肺、肾除了指人体的这五大脏器实体以外，更多指的是五大脏器的功能。如果用以目的语文化为中心的归化翻译方法来对中医文化里的心、肝、脾、肺、肾进行简单的对应翻译，西方人就会很难把中医当作科学的治病理论来接受。但采用异化策略音译成"xin""gan""pi""fei""shen"，对西方人来说则成了有音而无意的陌生符号，也会加重其认知负担。要对这类文化负荷词进行有效的处理还需加大研究力度。比如，为了便于认知，提倡在词义乃至内涵与原文对等的情况下尽量采用直译法，如作为器官的"心"译作"heart"，作为疾病的"心颤"则直译为英语中既有的"atrial fibrillation"。对那些在英语中没有对等词的中医概念，可超越现有归化、异化的简单对立而采用造词法，即以英语或古希腊语、拉丁语语素来表征汉语的词源和理据，再确立能指所指关系或者采用其他可行的方法，如"风疾"译作"anemogenous malaria"比音译的"feng ji"具有更好的认知效果，也比直译为"wind disease"有更明确的所指。以上这类译法既能表达独特的中华文化信息，又便于西方人认识和接受，可以避免"文化折扣"。无论如何，为了实现中医文化的准确传播，中医文化（包括各种中医古籍）的翻译必须尊重中国传统的文化思维和隐喻路径，这样，西方受众才能更好地接受中医文化。

中医文化海外传播的重要内容是中医古籍文化的传播。中医古籍上至天文，下至地理，近及己情，中达医理，远取诸事，融合儒、释、道文化，具有浓厚的文化色彩（张金金，张斌 2015），是中国人民几千年集体智慧的结晶。中医古籍的翻译与传播是目前中医文化传播的瓶颈，原因是中医古籍翻译存在困境，即存在中医界和外语界"两张皮"的现象。但由于有了国家对中医发展的大力支持，我们可以协同翻译界、语言学界、中医界、传播学界等多领域专家来共同做好中医古籍的翻译和传播工作。

从政府层面来看，国家中医药管理部门和文化宣传部门是中医药文化海外传播的主体，这两个部门应该把互联网时代中医文化的海外传播纳入发展规划，从政府层面绘制中医文化海外传播的蓝图。国家中医药管理局应该会同国内中医药大学、中医院和专门的中医药研究机构有计划、分批次遴选出我国经典的中医药古籍，之后再和外语院校等精心组织一批中医药研究学者和外语人才将这些中医药古籍翻译成外文，在宣传、文化和旅游等部门的支持下，将这些古籍外文版推介到海外发行或在海外网络平台上宣传。除了政府部门外，学术团体也可以将中医界和外语界的学者组织在一起，共同完成中医古籍的翻译。2019 年，中国中医药研究促进会下设的传统文化翻译与国际传播专业委员会成立，该委员会将中医界和外语界的学者召集在一起进行交流，以推动中国传统文化的对外翻译与国际传播，促进包含中医药文化在内的中华文化与世界多元文化的多领域、多形式和深层次的交流与合作，这是在促进中医文化海外传播方面做出的有益尝试。

12.4.3.3 充分发挥网络技术的优势，以灵活多样的路径和方式加速提升中医文化的海外传播

必须充分发挥互联网等新科技在中医文化海外传播中的作用。现代通信技

术突飞猛进，人类进入了互联网以及移动通信全面发展的时代，中医的海外传播除了依靠传统的传播方式外，应更多借助网络技术。比如，一些中医经典文化常识可以通过数字技术制作成音视频文件，或做成一款手机应用，并通过互联网、移动网络以及电信增值业务等方式进行传播；一些易于普及的治疗和养生方法可以融合文字、图像、音频、视频等信息，制作成生动形象的视频文件，然后依托具有传播速度快、互动性强、易于检索下载等传播特征的移动互联网络进行在线传播；一些晦涩难懂的中医古籍可以借用动漫技术，把病机、病理、治疗等理论转换成动画或漫画进行传播。技术越发达，中医文化海外传播的形式和路径就会越灵活多样，把以前单纯的文字转换成生动的音频或视频，能让世界各地的人通过网络随时随地学习中医文化。中医文化的海外传播还可以充分运用大数据，精确掌握海外受众对中医文化的了解、接受程度，从而有的放矢地在海外宣传推广。

依托网络进行传播的文化产品在制作过程中都应当充分考虑传播效果，应当融合网络与文化的优势和特点（庹继光 2017），互联网时代中医文化的海外传播自然也应突出网络和文化这两大特点，尤其要注意的是中医文化的具体内容和语言特点。中医文化海外传播应针对不同的地区传播不同的内容，所以应该灵活选择不同的方式和路径。如针灸学传播最好采用病例实况录像，译文解说和翻译应该相对口语化和生活化；养生学传播也最好采用实况录像，通过视频和生活化的翻译解说，形象生动地展现每一种养生法，如拔罐、推拿、刮痧等的特点；经络学、脉象学传播最好采用图文并茂的形式，译文必须遵循中医文化特色，在翻译方法和原则上尽量保持中国传统文化的特点。经络学、脉象学非常抽象，即便是很多当代中医医生也没有理解透彻，尤其是脉象学，要经过不断的反复实践才能总结出经验，否则在给病人诊脉时就有可能把握不准。脉象学等中医诊疗文化最好的传播方法就是在海外直接开办中医医生培训班，中国医生现场教学，外国学生现场学习。这些通过视频或现场教授传播的中医文化在语言上应该在遵循中医本土文化特色的基础上尽量生活化。在现代网络媒体技术环境下，中医古籍的传播方式可以做到比以前更灵活，如可以把一部中医古籍制作为一部图文并茂的纪录片，纪录片形象直观，有助于人们理解晦涩难懂的各种理论和原理，而且还可以方便人们随时通过手机、电脑等观看学习；也可以通过动漫来演示古籍里阐述的生理病理以及治疗方法，还可以将古籍文本录制成单纯的音频文件放在网上，以供人们随时收听。

12.4.3.4 充分发挥高校和科研机构在中医文化海外传播中的作用

除了政府部门外，高校、中医院等科研、实践机构也应该成为推动中医文化海外传播的重要主体。中医院可以充分采用"互联网＋微课"或"互联网＋慕课"等形式将中医的基本知识、基础课程以及名医讲座等翻译制作成外文课件在网上发布。另外，国内中医院或中医研究机构同国外的高校或研究机构开展中医药科研合作也是中医文化海外传播的有效途径。21世纪几乎每年都要举办的世界中医药大会就是世界各国就中医药发展和中医文化传播进行学术研讨和交流的平台，应该持续办好类似的高规格学术会议。近年来，我国借鉴孔子学院的模式在国外建立的中医孔子学院也已经成为中医文化海外传播的一个重要形式（董薇等2014）。中医孔子学院直接接触海外受众，因此可以通过讲座、报告、研讨会、重要节庆日节庆周等灵活多样的形式，让当地居民实地体验中医的养生保健和治疗手法，从而有效弥补线上传播形式的不足。

12.4.3.5 大力推进中医药产业发展和对外贸易的法律和标准化建设

中医文化的海外传播与我国中医药产业发展及对外贸易密切相关，要推动我国中医药产业发展与对外贸易就需要制定与之相关的法律法规。2016年12月25日全国人大常委会公布了《中华人民共和国中医药法》，详细规定了我国中医药服务实施的机构主体和办法、中药保护和发展的具体措施以及中医药人才培养、科学研究和文化传播的具体保障措施等，为我国中医药事业的发展提供了强有力的法律保证。要想使我国中医药发展和对外贸易驶入快车道，制定符合国际规范的中医诊疗、中药质量、中医药信息编码以及中医术语翻译的标准是必不可少的。目前，国际标准化组织（ISO）成立了中医药技术委员会（TC249），秘书处设在上海。2015年和2016年，上海和成都相继成立了中医药国际标准化研究所和中医药标准国际联盟。ISO/TC249已接连发布了关于一次性使用无菌针灸针、亚洲人参种子种苗以及中药材、中药饮片和中药配方颗粒的编码等多项中医药标准，但是，这些标准还远不能满足中医药产业及其外贸出口的需要。因此，加紧制定更多的符合国际规范的中医药种植、加工和配制标准，严格限制中医药种植加工中的化肥、农药的使用，控制重金属含量，生产配制出高质量的中医药产品，是让世界各国在法律上接纳认可中医药的重要前提。2014年和2015年，ISO/TC 249还发布了《中医药学语言系统语义网络框架》《中医药文献元数据》《中医药信息标准体系框架与分类》等几项与中医药语言、信息和文献有关的标准。关于中医术语，目前国内较为权威的翻译标准词典主要有《汉英双解中医临床标准术语辞典》《中医基本名词术语中英对照国际标准》《中医药学名词》《传统医学名词术语国际标准》，遗憾的是，这四部关于中医名词术语的词典尚未统一译法，中医术语的英译有待在深入研究的基础上进一步统一和规范。不管以哪种方式和路径传播中医古籍或文化，翻译中涉及的中医术语都应参照国家中医药名词术语标准。另外，中医文化海外传播中所涉及的中医术语翻译都应该按照国家制定的中医术语标准来进行解释。例如："针灸学"英译为"acupuncture and moxibustion"，"针灸"英译为"acupuncture"，"针灸治疗学"英译为"acupuncture and moxibustion therapy"，"实验针灸学"英译为"experimental acupuncture and moxibustion"（李振吉 2008）。目前我国还没有发布中医药名称翻译的标准，这影响了中医文化的海外传播。因此，抓紧制定中医药名称术语翻译标准是促进中医药海外传播的举措之一。

12.4.3.6 降低互联网给中医文化海外传播带来的负面效应

互联网时代的中医文化海外传播还应该警惕互联网所带来的负面效应，如一些并不具有中医行医或药品生产资质的所谓"养生专家"私自提供所谓诊疗方案或在网上兜售自制的"保健品"，骗人钱财甚至贻误治疗时机，造成不良影响。对这种乱象，卫生行政部门应联合司法部门予以打击，文化宣传部门可推行中医文化宣传许可证制度，以有效遏制互联网给中医海外传播带来的负面效应。

12.4.4 互联网时代中医文化海外传播的目标

在"一带一路"倡议下，中医文化的海外传播有四个目标：

一是为世界人民的健康做贡献。中医理论有自身的优点和科学性，其独到之处是西医无法比拟的。中医在养生和治疗重大慢性疾病方面具有独特的疗效，我们愿意把中国传承了几千年的智慧成果分享给世界人民，愿意为世界人民的健康做出积极贡献。在传播路径内容方面，我们应尽量选择能弥补西方医学不足的中医养生和治疗文化作为突破口和主要传播对象。

二是友好往来，增进国际友谊和学术交流。以中医文化作为国际友谊和学术交流的桥梁，同世界各国友好往来并进行学术交流，是中医文化传播的主要目的之一。截至 2018 年，中医药文化已推广到 183 个国家和地区，其中有 9 个国家建立了中医药中心，103 个会员国认可针灸疗法，18 个国家和地区已经将针灸纳入医疗保险体系（李孝英 2018a）。

三是商业性医药文化交流。在与世界各国进行医药学术交流和合作过程中，可以促进中医药的推广和销售，这不仅能帮助人们解除病痛，还能促进文化新经济的发展，扩大国内中医药销售市场，带动国内中医药种植业的发展。

四是传播好中医文化，增强中国影响世界的软实力。在国与国之间以软实力为核心的竞争时代里，把自身民族文化和意识形态融入全球语境并得到世界的认同，是我们"一带一路"倡议和中国文化"走出去"的基本目标（李孝英

2018b：22）。中医文化是中国传统文化的重要代表，传播好中医文化，也就潜移默化地增强了中国影响世界的软实力。

中医文化的海外传播是讲好中国故事的重要组成部分。在当今全球互联网高度发达的环境下，在"一带一路"倡议下，利用创新的网络环境让代表中华传统文化智慧的中医走出国门，增强国家软实力，并为世界人民服务，是当下中医文化翻译和传播者的历史责任。探索中医文化海外传播的路径和方法是从事中医翻译者的当务之急，也是中医海外传播话语体系构建的助推力，更是中国文化"走出去"之所需。

结　语

　　语言学家维兹比卡说："当某些现实还处于黑暗时，语言是照亮现实的一盏明灯，没有研究那盏明灯以及它对我们现实产生的影响，我们就不能研究现实。"（Wierzbicka 1995）这表明了研究语言的重要性。

　　研究中医语言，可以为中医学理论的发展和走向世界建立桥梁。对中医古籍从语言学角度进行研究是中医理论与实践发展的需要，也是中医走向国际社会的需要。由于中医研究者多从医学的角度从事中医学上的理论与实践研究，在现实社会中对中医学理论与实践的国际化发展心有余而力不足，所以语言研究者就应该积极承担研究中医语言的责任，建立中医语言研究与翻译、传播的桥梁。

　　中医语言也是人类思维的产物。情感语言是中医语言的重要组成部分。情感是人类经历最中心和最普遍的体验之一。由于认知可以影响情感并被情感影响，所以虽然对人类情感的研究是探索人类认知的基本要素之一，但如果不参考情感语言，对情感和情感概念的研究是不可能完整的。自莱考夫和约翰逊推出隐喻研究的新范式以来，隐喻引起了众多学者的关注并成为很多领域的研究课题。隐喻是人们的基本思维方式，情感隐喻涉及情感概念的思维方式。目前，中医概念隐喻研究成果都没有涉及中医理论体系里很重要的情感隐喻。概念隐喻是人们的常规思维模式，情感隐喻也不例外。从认知视角解读分析中医情感语言十分重要。对外语学者来讲，运用西方语言学理论研究中医古籍还有很大的空间，抽象模糊的情感隐喻思维模式更需要人们的研究、探索和发现。在中华文化"走出去"的背景下，作为中华文化重要组成部分的中医，其理论体系里的情感隐喻现象有待系统研究，以便于人们更加准确地理解和解读。

　　中医思想和文化国际传播的关键在于翻译，现如今中医翻译面临重重困难，如中医术语的翻译、文化差异的处理以及信息化语境下兼顾民族身份和对外传播接受度等。本书认为解决上述困难的关键在于对中医古籍中隐喻性语言的准确解读。翻译既是桥梁、纽带，又是传播手段。要做好中医古籍翻译，首先要准确认知中医语言的隐喻性、思维的整体性、思想的哲学性以及本质的运动变化规律性等特征，准确理解中医古籍语言里的各种概念隐喻和情感隐喻，以便为更好地翻译中医古籍提供认知思维方法；其次，在准确理解中医语言特征之后，就应当选择切合实际的翻译原则和方法、恰当的传播路径，准确把中医古籍的原文形象生动地展现在世人面前，为世人服务，并建立起中医话语传播体系。

中医的取象比类与认知语言学中的概念隐喻拥有共同的哲学基础，即体验哲学，对中医情感隐喻体验基础理据的探究迎合了后现代主义多维的理论价值取向，也迎合了后现代主义的批判性与人本性以及建设性与体认性。笔者将心理学上的认知-情感系统理论、语言学上的心理空间理论、概念整合理论三者互为补充地整合为一个认知语言学分析概念意义的框架模型，以期对中医古籍中的核心情感隐喻进行系统分析。首先，本书认为中医古籍中的情感隐喻包括方位情感隐喻、天气情感隐喻、颜色情感隐喻、数量情感隐喻、容器-液体情感隐喻、生理器官情感隐喻和运动情感隐喻，并在此基础上分析了中医古籍中情感隐喻的概念化及其语言特征，探究了中医古籍中情感隐喻产生的认知机制和认知语境。其次，结合上述意义构建框架模式，对中医古籍中典型的情感隐喻的认知及翻译进行详尽分析。第一，具体解析了《黄帝内经》中情感隐喻词汇"喜"的概念化、语言表征及意义构建过程，从而突出"喜"意义构建的创新点，为中医古籍中其他情感隐喻概念词汇的意义构建提供参考和借鉴。第二，对《伤寒杂病论》中情志症状概念隐喻"奔豚""谵语""癫狂""失眠"进行了认知研究，构建了情志症状概念隐喻的认知机制。第三，对中医古籍情感隐喻核心词汇"中和"进行了认知机制和英译实例分析，发现"中和"在其本义的基础上，衍生了很多重要的相关概念。本书认为在翻译"中和"或其相关术语时，必须在遵循"中""和""中和"词源认知理据的同时，忠实于具体语境，做到准确翻译，并在此前提下兼顾目的语读者的接受程度。

总体而言，中医文化"走出去"应主要从微观和宏观语境着手。微观上，本书将认知语言学理论应用于中医古籍语言的研究与翻译，探究中医古籍所蕴含的思维方式，分析中医古籍中情感隐喻的认知理据、体验基础及意义构建过程，实现在情感隐喻翻译中以喻译喻，以恰如其分的译文满足目的语读者的阅读需求，进而取得良好的中医文化传播效果。宏观上，本书认为翻译与网络是中医飞向世界的双翼。信息化语境下的中医翻译与传播需要中医领域的专家、文化素养深厚的翻译人才和深谙网络传播之道的传媒人才通力合作，建构协作机制，让中医以更美的姿态飞向世界。中医文化传播应该充分开拓网络传播平台，全方位利用新媒体渠道进行潜移默化的文化影响，拓宽中医文化"走出去"的实现路径。

　　中医古籍文本语言几乎都是概念隐喻语言，其情感语言是用情感隐喻的思维方式表达的，抽象模糊，很难准确理解。情感语言是中医古籍文本语言的难点，要准确认知中医古籍里的情志理论并对其进行翻译对相关学者来说是严峻的挑战。从认知视角切入，依据西方情感概念隐喻理论来分析解读中医古籍，是认知语言学理论跨学科、跨文化的实际运用。尽管国内对情感概念隐喻已经进行了较为详尽的研究，但尚未系统涉及中医古籍的情感概念隐喻，也没有从西方心理学理论和语言学理论整合的途径来分析情感隐喻。在概念隐喻理论、心理合成理论、认知-情感系统理论以及认知心理合成框架指导下，对中医古籍的情感概念、语言特点等进行系统研究，尤其对核心情感的概念化及其语言表征、体验理据、意义构建等进行深入研究，揭示其中承载的思维方式和规律，追踪人类情感语言思维的发展，准确理解在不同语境下的情感语言，有助于准确翻译中医情志理论，促进中医学自身的发展和对外传播。

　　研究中医古籍里的情感语言有利于认知语言学方法论与中医古籍研究的互动。从认知语言学角度研究中医古籍中的情感隐喻，是典型的借用西方语言学理论研究本土文化的创新实践，同时也对中医古籍研究者或翻译者对中医古籍的准确认知和理解起到指引作用，拓宽了认知语言学研究的范围，从实践上示范了如何更贴切地理解中医古籍的意义，是认知语言学往纵深发展的具体表现，有利于中医经典的教学与推广。对中医古籍中情感隐喻的系统研究，在实践上为中医理论的解读提供了一种新的视角，探索了一条理解中医并有利于中医教学的有效途径。

参考文献

Croft, W. & Cruse, D. A.. *Cognitive Linguistics* [M]. Cambridge: Cambridge University Press, 2004.

Evans, V. & Green, V. E. M.. *Cognitive Linguistics: An Introduction* [M]. Edinburgh: Edinburgh University Press, 2006.

Fauconnier, G.. *Mental Spaces: Roles and Strategies* [M]. Cambridge, MA: MIT Press, 1985.

Fauconnier, G.. *Mental Spaces: Aspects of Meaning Construction in Natural Language* [M]. Cambridge: Cambridge University Press, 1994.

Fauconnier, G.. *Mappings in Thought and Language* [M]. Cambridge: Cambridge University Press, 1997.

Fauconnier, G. & Turner, M.. Conceptual Integration Networks [J]. *Cognitive Science*, 1998 (2), 133−187.

Fauconnier, G. & Turner, M.. *The Way We Think: Conceptual Blending and the Mind's Hidden Complexities* [M]. New York: Basic Books, 2002.

Feldman, J. A.. *From Molecule to Metaphor: A Neural Theory of Language* [M]. Cambridge, Mass. : The MIT Press, 2006.

Geeraerts, D. *The Interaction of Metaphor and Metonymy in Composite Expressions* [M]. In René Dirven & Ralf Pöings, *Metaphor and Metonymy in Comparison and Contrast*. Berlin/New York: Mouton de Gruyter, 2002.

Haiman, J.. *Natural Syntax: Iconicity and Erosion* [M]. Cambridge: Cambridge University Press, 1985.

Henry C. Lu. *Chinese Foods for Longevity: The Art of Long Life* [M]. New York: Sterling Pub Co. Inc. , 1990.

Henry C. Lu. *A Complete Translation of Yellow Emperor's Classics of*

Internal Medicine（Neijing and Nanjing）[M]. Vancouver: Academy of Oriental Heritage, 1990.

Hiraga, M. K.. Diagrams and Metaphors: Iconic Aspects in Language [J]. *Journal of Pragmatics*, 1994 (1): 5-21.

Kövecses, Z.. *Metaphor and Emotion: Language, Culture and Body in Human Feeling* [M]. Cambridge: Cambridge University Press, 2000.

Kövecses, Z. *Metaphor and Emotion* [M]. Cambridge: Cambridge University Press, 2004.

Kövecses, Z.. *Where Metaphors Come From: Reconsidering Context in Metaphor* [M]. Oxford: Oxford University Press, 2015.

Lakoff, G. & Johnson, M.. *Metaphors We Live by* [M]. Chicago: Chicago University Press, 1980.

Lakoff, G. & Kövecses, Z.. The Cognitive Model of Anger Inherent in American English [M]. In D. Holland & N. Quinn (Eds.), *Cultural Models in Language and Thought*. Cambridge: Cambridge University Press, 1987.

Lakoff, G.. *The Contemporary Theory of Metaphor* [M]. Cambridge: Cambridge University Press, 1992.

Lakoff, G. & Johnson, M.. *Philosophy in the Flesh: The Embodied Mind and Its Challenge to Western Thought* [M]. New York: Basic Books, 1999.

Lakoff, G. & Johnson, M.. *Metaphors We Live by* [M]. Chicago: Chicago University Press, 2003: 50.

Lakoff, G.. Explaining Embodied Cognition Results [J]. *Topics in Cognitive Science*, 2012 (4): 773-785.

Langacker, R.. *Concept, Image, and Symbol: The Cognitive basis of Grammar* [M]. Berlin and New York: Mouton de Gruyter, 1990.

Langacker, R.. *Grammar and Conceptualization* [M]. Berlin and New York: Mouton de Gruyter, 1999.

Langacker, R.. *Why a Mind is Necessary: Conceptualization, Grammar and Linguistic Semantics* [M]. In L. Albertazzi (Ed.), *Meaning and Cognition: A Multidisciplinary Approach*. Amsterdam/Philadelphia: John Benjamins Publishing, 2000.

Merleau-Ponty, M.. *The Phenomenology of Perception* [M]. C. Smith, Trans.. London: Routledge and Kegan Paul, 1962.

Mischel, W., Ebbesen, E. B. & Zeiss, A. R.. Selective Attention to the Self: Situational and Dispositional Determinants [J]. *Journal of Personality and Social Psychology*, 1973 (27): 129−142.

Mischel, W. & Shoda, Y.. A Cognitive-affective Systemtheory of Personality: Reconceptualizing Situations, Dispositions, Dynamics, and Invariance in Personality Structure [J]. *Psychological Review*, 1995 (102): 246−268.

Mischel, W.. *Instruction to Personality* [M]. Fort Worth: Harcourt Brace College Publishers, 1999.

Needlham, J.. *Science and Civilisation in China Series* [M]. Cambridge: Cambridge University Press, 1954.

Talmy, L.. *Toward a Cognitive Semantics*, *Volume I*: *Concepts Structuring Systems* [M]. Cambridge, Mass.: The MIT Press, 2000.

Wierzbicka, A.. Everyday Conceptions of Emotion: A Semantic Perspective [M]. In J. Russell et al. (Eds.), *Everyday Conceptions of Emotion*. Kluwer: Dordrecht, 1995.

World Health Organization. *WHO International Standard Terminologies on Traditional Medicine in the Western Pacific Region* [M]. WHO Library Cataloguing in Publication Data, 2007.

Yu, N.. *Applications of Cognitive Linguistics*: *The Chinese Heart in a Cognitive Perspective*: *Culture*, *Body*, *and Language* [M]. Berlin & New York: Mouton de Gruyter, 2009.

Yu, N.. *The Contemporary Theory of Metaphor*: *A Perspective from Chinese* [M]. Amsterdam and Philadelphia: John Benjamins Publishing, 1998.

Yu, N.. Chinese Metaphors of Thinking [J]. *Cognitive Linguistics*, 2003 (2/3): 141−165.

曹森, 刘加强, 等. 关于中医学的整体思想 [J]. 云南中医中药杂志, 2009 (7): 80−81.

陈华, 夏永良, 矫金玲. 儒家思想对《黄帝内经》防病养生学术思想形成的影响 [J]. 浙江中医药大学学报, 2011 (9): 650−652.

陈曦, 潘桂娟. 论中医学的整体观 [J]. 辽宁中医杂志, 2008 (4):

515—517.

程静. 基本情感生理信号的非线性特征提取研究 [D]. 重庆：西南大学，2015.

程卫强，丁年青. 中医翻译的文化因素处理方法：归化与异化 [J]. 上海中医药大学学报，2012 (5)：13—15.

邓光辉. 恐惧情绪诱发下自主神经反应模式与情绪体验、人格特质的关系研究 [D]. 上海：华东师范大学，2013.

董薇，郑麟，徐茵，周敦华. 跨文化传播视角下的中医药海外传播 [J]. 南京中医药大学学报（社会科学版），2014 (4)：221—224.

杜赫德. 耶稣会士中国书简集：中国回忆录（Ⅱ）[M]. 郑德弟，译. 郑州：大象出版社，2005.

范永升. 金匮要略 [M]. 北京：中国中医药出版社，2016.

费多益. 情绪的哲学分析 [J]. 哲学动态，2013 (10)：98—104.

费赖之. 在华耶稣会士列传及书目 [M]. 冯承钧，译. 北京：中华书局，1995.

耿冬梅，谭巍，汪晓凡. 医药院校企业管理专业学生初次就业状况调查 [J]. 中国高等医学教育，2010 (2)：38—39.

谷峰. 概念隐喻认知视角下《伤寒论》中医隐喻术语的英译 [J]. 中国中西医结合杂志，2018 (3)：361—364.

谷浩荣. 基于概念隐喻的中医藏象学说研究 [D]. 北京：北京中医药大学，2014.

郭瑨. 基于隐喻认知的中医水理论研究与黄疸病语篇诠释 [D]. 北京：北京中医药大学，2015.

郭尚兴. 汉英文化辞典编纂要端举论 [J]. 上海翻译，2006，88 (3)：49—50.

郭霞珍. 中医基础理论 [M]. 上海：上海科学技术出版社，2006.

韩成仁. 1984～1995 年七情研究文献评述 [J]. 山东中医药大学学报，1997a (6)：9—14.

韩成仁. 关于七情学说研究几个概念诠释 [J]. 山东中医药大学学报，1997b (4)：254—257.

韩晶杰.《内经》情志相胜理论及其养生应用研究 [D]. 北京：北京中医药大学，2005.

胡念耕. 唐兰释"中"补苴 [J]. 安徽师范大学学报，1991 (2)：205—

207.

胡文仲. 超越文化的屏障 [M]. 北京：外语教学与研究出版社，2002.

黄雅菊，朱佳. 中医理论形成中的哲学思想和思维模式 [J]. 时珍国医国药，2007（6）：1519.

贾春华. 认知科学背景下的中医病因病机的概念隐喻研究 [J]. 中国医药导刊，2008（8）：1141−1143.

贾春华. 中医学：一种基于隐喻认知的语言 [J]. 亚太传统医药，2009（1）：11−12.

贾春华. 中医理论思辨录 [J]. 北京中医药大学学报，2010（7）：441−443.

贾春华. 一种以身体经验感知为基础形成的理论——以"六淫"中的风为例分析中医病因的隐喻特征 [J]. 世界科学技术（中医药现代化），2011（1）：47−51.

贾春华. 一个以水为始源域的中医概念隐喻认知系统 [J]. 北京中医药大学学报，2012（3）：164−168.

贾春华. 具身心智视域下的中医五行概念隐喻的认知心理语言逻辑研究方案 [J]. 世界中医药，2013（1）：91−95.

贾春华. 基于隐喻认知的中医语言研究纲领 [J]. 北京中医药大学学报，2014（5）：293−296.

贾冬梅，蓝纯. 五行之"火"行背后的概念借代和隐喻 [J]. 外国语（上海外国语大学学报），2013（5）：36−42.

贾春华，王永炎，鲁兆麟. 论《伤寒论》"观其脉证，知犯何逆，随证治之" [J]. 北京中医药大学学报，2008（7）：437−439.

姜树广. 社会困境、情感情绪与腐败行为——基于演化、行为和实验经济学的考察 [D]. 济南：山东大学，2015.

蒋冰清. 言语幽默生成机制的认知研究——概念合成理论和背离与常规理论的互补性研究 [J]. 西安外国语大学学报，2007（4）：19−22.

蒋敏. 隐喻语言的体验基础理据研究进展 [J]. 外语教学，2015（1）：47−51.

李福印. 认知语言学概论 [M]. 北京：北京大学出版社，2008.

李福印，田聪. 概念隐喻理论与概念合成理论在意义构建中的优势与不足 [J]. 外国语言文学研究，2005（6）：35−40.

李孝英. 概念合成理论框架中《黄帝内经》情感隐喻的意义构建 [J]. 外语学刊，2016a（3）：59−62.

李孝英. 后现代视域下情感隐喻的体验基础研究 [J]. 西南民族大学学报, 2016b (10), 179－182.

李孝英. 医学生伦理道德培养模式研究 [M]. 广州：暨南大学出版社, 2017a.

李孝英. 认知外译视域下《黄帝内经》情感隐喻与先秦哲学思维交融研究 [J]. 中华文化论坛, 2017b (7)：5－12, 191.

李孝英. 一带一路建设中的中医典籍传播 [N]. 中国社会科学报, 2018a－8－23.

李孝英. 中医典籍文化推广瓶颈：隐喻性语言的解读与翻译 [J]. 中华文化论坛, 2018b (2)：22－26, 191.

李孝英. 认知心理合成视域下《黄帝内经》"悲"情感隐喻意义构建探微 [J]. 中国外语, 2018c (3)：38－45.

李孝英. 《黄帝内经》中"喜"情感的概念化研究 [J]. 四川理工学院学报 (社会科学版), 2018d (2)：84－100.

李孝英.《黄帝内经》情感隐喻的认知心理合成研究——以"喜""悲"为例 [D]. 重庆：西南大学, 2018e.

李孝英. 国学翻译多维研究 [M]. 西安：世界图书出版公司, 2019a.

李孝英. 中医古籍情感概念隐喻概述 [N]. 中国社会科学报, 2019b－7－4.

李孝英, 陈丽丽.《黄帝内经》中情感隐喻类型及其认知机制研究 [J]. 西安外国语大学学报, 2017 (1)：46－50.

李孝英, 解宏甲.《黄帝内经》中"悲"情感的概念化研究 [J]. 外语电化教学, 2018 (3)：33－38.

李岩. 文本情感分析中关键问题的研究 [D]. 北京：北京邮电大学, 2014.

李照国. 黄帝内经·素问：英汉对照 [M]. 北京：世界图书出版公司, 2005.

李照国. 汉英双解中医临床标准术语辞典 [M]. 上海：上海科学技术出版社, 2017.

李振吉. 中医基本名词术语中英对照国际标准 [M]. 北京：人民卫生出版社, 2008.

廖巧云. 后现代哲学视域中的认知神经语言学进路 [J]. 外语学刊, 2013 (5)：8－9.

林佳清, 吴颖昕. 论中医理论与圆运动规律 [J]. 辽宁中医杂志, 2010 (1)：69－70.

林佑益. 基于认知心理语言的五行概念隐喻研究 [D]. 北京：北京中医药大

学，2014.

刘朝. 情绪表现规则和情绪劳动对消极工作行为影响跨层次研究［D］. 长沙：湖南大学，2013.

刘洋.《黄帝内经》情志病因研究［D］. 北京：中国中医科学院，2008.

刘宇红，吴倩. 认知语言学的后现代主义特征［J］. 天津外国语学院学报，2005（1）：70-74.

鲁玲萍. 情感隐喻的表达方式及其认知特征——基于英汉语对比研究［J］. 湖北大学学报（哲学社会科学版），2014（3）：128-131.

鲁娜.《伤寒杂病论》情志病浅析［J］. 贵阳中医学院学报，2009（3）：1-2.

罗伯特·索科拉夫斯基. 现象学导论［M］. 高秉江，张建华，译. 武汉：武汉大学出版社，2009.

马月香. 中医情志理论源流探析［J］. 中华中医药学刊，2010（9）：1838-1840.

马忠诚，张斌. 谈中医术语的外译问题［N］. 中国中医药报，2013-1-21.

马子密，贾春华. 取象比类——中国式隐喻认知模式 世界科学技术——中医药现代化专题讨论［J］. 中医语言与认知，2012（5）：2082-2086.

马子密. 基于认知科学的中医痰病理论研究［D］. 北京：北京中医药大学，2013.

毛健. 传统"中""和"思想探源［J］. 求索，2014（11）：11-15.

梅丽兰. 概念合成理论框架下的情感隐喻认知阐释［J］. 江西社会科学，2007（12）：149-152.

欧阳勤，陈成东. 跨文化交际与中医翻译［J］. 福建中医学院学报，2001（3）：64-66.

欧阳勤，卢晓青，郑坚英. 文化对中医英文翻译的影响［J］. 福建中医学院学报，2007（2）：53-56.

潘震. 情感构式研究［J］. 外语研究，2014（4）：18-23.

彭聃龄. 普通心理学［M］. 北京：北京师范大学出版社，2001.

彭吉勇. 论中医是中和之医［N］. 中国中医药报，2004-8-30.

朴恩希. 基于认知语言学的中医五色理论研究［D］. 北京：北京中医药大学，2012.

乔明琦，韩秀琴. 情志概念与可能的定义［J］. 山东中医药大学学报，1997（4）：258-262.

乔明琦，张惠云. 中医情志学［M］. 北京：人民卫生出版社，2009.

束定芳. "境界"与"概念化"——王国维的诗歌理论与认知语言学中的"概念化"理论 [J]. 外语教学, 2016 (4): 1-6.

宋东眘. 金匮有关情志病内容刍议 [J]. 甘肃中医学院学报, 1998 (1): 10-12.

孙毅. 英汉情感隐喻视阈中体验哲学与文化特异性的理据探微 [J]. 外语教学, 2010 (1): 45-48, 54.

孙毅. 核心情感隐喻的具身性本源 [J]. 陕西师范大学学报 (哲学社会科学版), 2013 (1): 105-111.

孙致礼. 中国的文化翻译: 从归化走向异化 [J]. 中国翻译, 2002 (1): 39-43.

谭烨, 田永衍, 任红艳. 先秦"中和"思想对《黄帝内经》理论建构的影响 [J]. 西部中医药, 2016 (3): 53-55.

庹继光. 文化"走出去"中电视剧网络传播路径探析 [J]. 中国电视, 2017 (11): 19-23.

汪炯. 中医的"取象比类"与比喻 [J]. 扬州大学学报 (人文社会科学版), 2006 (3): 73-75.

王波, 王洪武, 等. 试论中医精气、阴阳五行对中医再生医学的启示 [J]. 中国中医药信息杂志, 2018 (7): 5-7.

王宏利, 刘庚祥. 中医取象比类思维方法简释 [J], 中医药学刊, 2004 (3): 510-531.

王慧娟. 《黄帝内经》分类思维及其形成研究 [D]. 北京: 北京中医药大学, 2015.

王克非. 翻译: 在语言文化间周旋 [J]. 中国外语, 2010 (5): 1+92.

王立人. 从方剂配伍论仲景治疗情志病的特色 [J]. 中医函授通讯, 2000 (3): 2-3.

王为群, 周俊兵, 王银泉. 明清之际中医海外传播概述 [J]. 中国中医基础医学杂志, 2014 (7): 914-915, 950.

王文斌, 毛智慧. 心理空间理论和概念合成理论研究 [M]. 上海: 上海外语教育出版社, 2011.

王小璐. 汉语隐喻认知的神经机制研究 [D]. 杭州: 浙江大学, 2007.

王雁. 普通心理学 [M]. 北京: 人民教育出版社, 2002.

王银泉, 周义斌, 周冬梅. 中医外译研究回顾与思考 (1981—2010) [J]. 西安外国语大学学报, 2014 (4): 105-112.

王银泉. 明末清初耶稣会士传译中医文化的现代启示 [N]. 中国社会科学报, 2015-4-1.

王寅. 语言的体验性——从体验哲学和认知语言学看语言体验观 [J]. 外语教学与研究, 2005 (1): 37-43.

王寅. 语言研究新增长点思考之四: 后语言哲学探索——语言哲学、后语言哲学与体验哲学 [J]. 外语学刊, 2008 (4): 2-10.

王寅. 体验哲学探源 [J]. 外国语文, 2010 (12): 45-50.

王永炎. 中医药学名词 [M]. 北京: 科学出版社, 2008.

王雨艳, 张斌. 中医药文化翻译十年研究 [J]. 时珍国医国药, 2013 (2): 467-469.

王正元. 概念整合理论及其应用研究 [M]. 北京: 高等教育出版社, 2009.

魏盛, 胡春雨. 情志再认识 [J]. 山东中医杂志, 2014 (5): 347-349.

魏文迪, 石固地, 等. 略论精气阴阳五行学说与微生态理论的统一性 [J]. 山东中医杂志, 2013 (8): 523-524, 530.

魏在江. 时间转喻的体验哲学基础及其认知特征 [J]. 外语教学理论与实践, 2013 (4): 1-6.

文旭. 语言的认知基础 [M]. 北京: 科学出版社, 2014.

吴连胜, 吴奇. 黄帝内经: 英汉对照 [M]. 北京: 中国科学技术出版社, 1997.

吴为善. 认知语言学与汉语研究 [M]. 上海: 复旦大学出版社, 2011.

武刚. 情志学说研究思路探析 [J]. 安徽中医学院学报, 2001 (4): 4-6.

西周生. 醒世姻缘传 [M]. 北京: 华夏出版社, 2008.

夏静. "中和" 思想流变及其文论意蕴 [J]. 文学评论, 2007 (3).

肖建喜, 许越, 曹越, 罗丽辉. 从概念隐喻角度解析《伤寒论》六经本义 [J]. 新中医, 2019 (3): 52-54.

肖开容. "遭遇" 第四范式的浪潮: 大数据时代的翻译研究 [J]. 外语学刊, 2018 (2): 90-95.

谢菁. 基于认知语言学的中医病因病机概念隐喻研究 [D]. 北京: 北京中医药大学, 2012.

谢世坚, 黄小应. 概念整合视角下莎剧重言的翻译策略 [J]. 北京第二外国语学院学报, 2019 (6): 83-94.

邢玉瑞. 七情内涵及致病特点 [J]. 中国中医基础医学杂志, 2003 (9): 6-7, 17.

邢玉瑞. 中医情志概念研究 [J]. 中华中医药杂志, 2015 (7): 2278 - 2280.

徐月英. 《黄帝内经》象数思维模式 [D]. 沈阳: 辽宁中医药大学, 2008.

许国璋. 许国璋论语言 [M]. 北京: 外语教学与研究出版社, 1991.

许昭. 理性与情感干预对身体活动的促进——熟虑与冲动双系统模型构建 [D]. 北京: 北京体育大学, 2013.

薛公忱. 中医文化溯源 [M]. 南京: 南京出版社, 1993.

杨明, 吴翠丽. 中国传统文化中的"中和"思想及其现代价值 [J]. 南京社会科学, 2006 (2): 21-25.

杨巧芳. 《内经》情志致病理论研究 [D]. 北京: 北京中医药大学, 2009.

杨俏田, 秦华, 高金虎, 等. 中医心身疾病治疗学 [M]. 太原: 山西科技出版社, 2001.

殷平善, 庞杰. 中医治疗学中的隐喻思维 [J]. 医学与哲学 (人文社会医学版), 2011 (1): 14-16.

于松梅, 杨丽珠. Mischel 认知情感的个性系统理论述评 [J]. 心理科学进展, 2003 (2): 197-201.

于艳红, 乔明琦. 中医情志学学科建立及其意义 [J]. 山东中医药大学学报, 2012 (5): 256-257.

曾妍. "互联网＋"环境下我国网络亚文化发展现状 [J]. 今传媒, 2017 (10): 36-39.

扎哈维 (Zahavi, D.). 胡塞尔现象学 [M]. 李忠伟, 译. 上海: 上海译文出版社, 2007.

张登本, 孙理军. 全注全译黄帝内经 [M]. 北京: 新世界出版社, 2010.

张辉. 汉英情感概念形成和表达的对比研究 [J]. 外国语 (上海外国语大学学报), 2000 (5): 27-32.

张建理. 汉英空间-时间隐喻的深层对比研究 [J]. 外语学刊, 2007 (2): 68-73.

张洁. 中医理论蕴含的哲学思想 [J]. 社会主义论坛, 2016 (3): 47-48.

张金金, 张斌. 中医典籍英译本中文化缺省翻译研究 [J]. 中医药导报, 2015 (7): 102-105.

张俊龙. 医气学导论 [M]. 北京: 科技出版社, 2003.

张世英. "后现代主义"对"现代性"的批判与超越 [J]. 北京大学学报 (哲学社会科学版), 2007 (1): 43-48.

张艳萍，杜文东. 伤寒论中的情志问题探析 [J]. 时珍国医国药，2010 (11)：2957－2958.

张仲景，王叔和. 伤寒论 [M]. 钱超尘，郝万山，整理. 北京：人民卫生出版社，2005.

赵丽梅. 《黄帝内经》一词多义的认知研究 [D]. 上海：上海外国语大学，2013.

赵彦春. 语言理据性的学理辩证 [J]. 天津外国语学院学报，2011 (1)：1－7.

赵彦春. 认知语言学：批判与应用 [M]. 天津：南开大学出版社，2014.

赵艳芳. 认知语言学概论 [M]. 上海：上海外语教育出版社，2001.

赵兆. 叙事治疗在儿童情绪障碍中的应用研究 [D]. 南京：南京中医药大学，2013.

郑爱义，范之平，薄子波. 有关肝阳上亢、肝阳化风的文献研究 [J]. 大同医专学报，1998，18 (2)：29－30.

周芬芬，黄信初. "和"字的历史渊源及文化底蕴 [J]. 艺海，2014 (4)：181－182.

朱玲，崔蒙. 文献·理论·信息——试论中医古籍语言系统构建的三个重要维度 [J]，世界科学技术，2009 (4)：585－587.

庄梅云. 基于认知语言、心理和逻辑的五行概念范畴研究 [D]. 北京：北中医药大学，2015.

卓播儒.《伤寒论》情志病症及柴胡剂对情志病症辨证论治思维的研究 [D]. 山东中医药大学，2010.